Holas

Intravenöse und totale intravenöse Anästhesie (TIVA)

Intravenöse und totale intravenöse Anästhesie (TIVA)

Grundlagen – Anwendungen – Praxis

Armin Holas

Mit einem Geleitwort von W. F. List
26 Abbildungen, 16 Tabellen

Georg Thieme Verlag Stuttgart · New York 1996

Dr. Armin Holas
Oberarzt am Institut für Anästhesiologie
und Intensivmedizin
Landeskrankenhaus
A-8036 Graz
Österreich

Die Deutsche Bibliothek – CIP-Einheitsaufnahme

Holas, Armin:
Intravenöse und totale intravenöse Anästhesie (TIVA):
Grundlagen – Anwendungen – Praxis ; 16 Tabellen / Armin
Holas. – Stuttgart ; New York : Thieme, 1996

Geschützte Warennamen (Warenzeichen) werden **nicht** besonders kenntlich gemacht. Aus dem Fehlen eines solchen Hinweises kann also nicht geschlossen werden, daß es sich um einen freien Warennamen handele.

Das Werk, einschließlich aller seiner Teile, ist urheberrechtlich geschützt. Jede Verwertung außerhalb der engen Grenzen des Urheberrechtsgesetzes ist ohne Zustimmung des Verlages unzulässig und strafbar. Das gilt insbesondere für Vervielfältigungen, Übersetzungen, Mikroverfilmungen und die Einspeicherung und Verarbeitung in elektronischen Systemen.

© 1996 Georg Thieme Verlag,
Rüdigerstraße 14, D-70469 Stuttgart
Printed in Germany
Satz: Mitterweger Werksatz GmbH,
D-68723 Plankstadt
gesetzt auf Apple PowerPC mit Quark XPress
Druck: Gulde-Druck, D-72070 Tübingen

ISBN 3-13-102851-3   1 2 3 4 5 6

Wichtiger Hinweis:

Wie jede Wissenschaft ist die Medizin ständigen Entwicklungen unterworfen. Forschung und klinische Erfahrung erweitern unsere Erkenntnisse, insbesondere was Behandlung und medikamentöse Therapie anbelangt. Soweit in diesem Werk eine Dosierung oder eine Applikation erwähnt wird, darf der Leser zwar darauf vertrauen, daß Autoren, Herausgeber und Verlag große Sorgfalt darauf verwandt haben, daß diese Angabe **dem Wissensstand bei Fertigstellung des Werkes** entspricht.

Für Angaben über Dosierungsanweisungen und Applikationsformen kann vom Verlag jedoch keine Gewähr übernommen werden. **Jeder Benutzer ist angehalten,** durch sorgfältige Prüfung der Beipackzettel der verwendeten Präparate und gegebenenfalls nach Konsultation eines Spezialisten festzustellen, ob die dort gegebene Empfehlung für Dosierungen oder die Beachtung von Kontraindikationen gegenüber der Angabe in diesem Buch abweicht. Eine solche Prüfung ist besonders wichtig bei selten verwendeten Präparaten oder solchen, die neu auf den Markt gebracht worden sind. **Jede Dosierung oder Applikation erfolgt auf eigene Gefahr des Benutzers.** Autoren und Verlag appellieren an jeden Benutzer, ihm etwa auffallende Ungenauigkeiten dem Verlag mitzuteilen.

Geleitwort

Auch die Geschichte der i.-v. Anästhesie beginnt mit der ersten öffentlichen Demonstration der kompletten Schmerzausschaltung bei einem chirurgischen Eingriff mit Äther am 16. Oktober 1846, dem Geburtstag der Anästhesie. Das Neue im Aetherdom von Boston war einerseits die reversible Bewußtlosigkeit und vollkommene Schmerzunempfindlichkeit, auf der anderen Seite die Applikationsform. Während bisher vor allem über den gastrointestinalen Trakt (oral, rektal), transkutan und vereinzelt auch i.-v. Medikamente angewandt wurden, wurde nun durch Inhalation über die Lunge auf dem Blutweg das Gehirn partiell ausgeschaltet. Das Problem der inhalativen Anästhesie war einerseits die langsame Anflutung mit Äther wegen der hohen Löslichkeit und das sehr starke Exzitationsstadium mit einer ebenso langsamen Erholung. Darüber hinaus war die Akzeptanz von Äther durch seinen stechenden Geruch gering. Dies führte zur Suche nach besseren Mitteln und nur ein Jahr später kam es zur Einführung von Chloroform (Simpson 1847). Chloroform war weniger löslich, hatte einen angenehmeren, weniger stechenden Geruch, aber es häufte sich die Zahl der Komplikationen und Todesfälle. Seine therapeutische Breite war gering, so daß Äther ab 1890 wieder häufiger verwendet wurde. Es wurden unzählige weitere Mittel entwickelt, versucht und wieder ad acta gelegt. Erst 1956 wurde mit der Einführung von Halothan ein brauchbarer, relativ sicherer halogenierter Kohlenwasserstoff in die Anästhesie eingeführt. In rascher Folge wurden das Enfluran und Isofluran entwickelt, die ja heute noch zu den sichersten Mitteln in der Anästhesie zählen. Nachteilig ist allen, daß sie durch ihre immer noch hohen Löslichkeitskoeffizienten relativ lange für die Narkoseeinleitung benötigen. Erst die neueste Entwicklung mit Sevofluran und Desfluran mit einem ähnlich niederen Löslichkeitskoeffizienten wie Lachgas ließ auf eine kurze Einleitung und schnelles Wiedererwachen nach Beendigung der Narkose hoffen. Der unangenehme Geruch, vor allem bei Desfluran hat allerdings auch seine Akzeptanz als Einleitungsmittel (z. B. Kinderanästhesie) nicht erhöht.

Äther hat als Monoanästhetikum die 4 Komponenten einer Anästhesie, nämlich Bewußtsein, Schmerz, Muskeltätigkeit und vegetative Streßreaktion in gleicher Weise mit einem Mittel ausgeschaltet. Die Entwicklung der i.-v. Hypnotika hat schon früh zu einer Verbesserung der Akzeptanz der Inhalationsanästhesie geführt, wobei vor allem die Barbiturate seit den 30iger Jahren routinemäßig zur Einleitung mit volatilen Anästhetika, nicht aber zur Aufrechterhaltung angewandt wurden. In der modernen Anästhesie können durch balancierte intravenöse Verfahren alle Einzelkomponenten wie das Bewußtsein durch Hypnotika, Schmerz durch Analgetika-Opioide, Muskelanspannung durch curareartige Mittel und der vegetative Streß durch Neuroleptika, Opioide oder Hypnotika ausgeschaltet werden.

Der intravenöse Weg ist mit der Erfindung der Spritze und der i.-v. Verabreichung von Analgetika schon länger als die Anästhesie bekannt. Im Jahre 1656 wurde von Sir Christopher Wren (Erbauer der St. Paul's Cathedral, London) in Hundeversuchen der i.-v. Weg erprobt. Als Spritze wurde eine Schweinsblase mit Opiumlösung gefüllt, verwendet und einem, in eine Vene eingebundenen Federkiel angeschlossen. Wren fand, daß das Opium, das intravenös verabreicht wurde, den Hund ruhigstellte, aber nicht tötete. 1665 wurde die erste i.-v. Analgesie durch Johann S. Elsholtz am Menschen erprobt. 1875 entstand die erste Monographie über i.-v. Anästhesie bei Tieren und Menschen von Pierre Cyprien Oré. Er verwendete Chloralhydrat, das aber für Anästhesiezwecke nicht besonders geeignet war. 1899 wurde von H. Dresser in München das Hedonal (Methylpropylcarbinol-Urethan) eingeführt und für Anästhesiezwecke verwendet. Es gibt einen Bericht über die erfolgreiche Anwendung bei 530 Fällen. 1902 wurden durch Emil Fischer in Berlin die Barbiturate (Veronal) eingeführt. 1926 wurde von Lundy erstmals der Begriff der *balanced anaesthesia* verwendet. 1931 gibt es den ersten Bericht von J. Lundy über Nembutal (Pentobarbital) als Hypnotikum i.-v. verabreicht. 1932 synthetisierten W. H. Weese und W. Scharpf das kurz wirksame Barbiturat Evipan, das in weiterer Folge als i.-v. Einleitungsmittel weite Verbreitung fand. 1934 schließlich führte John S. Lundy Pentothalnatrium in die Anästhesie ein, das bis heute eingesetzt wird. Die weitere Entwicklung von i.-v. Anästhetika brachte das Methohexital und die Gammahydroxibuttersäure (1960), Propanidid (1964), Althesin, Benzodiazepine mit Diazepam, Flunitrazepam und Midazolam (1984) und als letztes dieser i.-v. Hypnotika das Propofol (1985).

Auf dem Gebiete der Analgetika war schon über Jahrtausende das Opium bekannt. 1806 wurde von Friedrich Sertürner das Morphin als wesentlicher Bestandteil aus dem Opium isoliert. Weitere Entwicklungen waren das Meperidin (Pethidin) als erstes künstliches Opioid, das 1939 von Eisleb und Schaumann synthetisiert wurde. De Castro und Mendeleer beschrieben 1959 erstmals die Neuroleptanalgesie mit Fentanyl und Droperidol. E. Lowenstein hat 1969 die hochdosierte i.-v. Anwendung von Morphin bei kardiochirurgischen Patienten zur tiefen Analgesie beschrieben. Als neuere Entwicklungen sind nach Fentanyl, Sufentanil, Alfentanil und Remifentanil wesentlich.

Bei den Muskelrelaxanzien ist das Tubocurare seit den Untersuchungen von Alexander Humboldt (1805) bestens bekannt. 1851 untersuchte Cl. Bernard die Curarewirkung am Nervmuskelpräparat. Bald danach kam es auch klinisch beim schweren Tetanus zum Einsatz. Es gibt Berichte über überlebende Patienten, obwohl keine Beatmung angewendet wurde. In die Anästhesie wurde Curare erst 1942 von Griffith und Johnson eingeführt. Mit der klinischen Einführung des kurz wirksamen depolarisierenden Muskelrelaxans Succinylcholinchlorid (1952) durch Otto Mayrhofer stand ein potentes Mittel für Intubation und kurze Eingriffe zur Verfügung. Wegen mannigfacher Nachteile (Muskelschmerzen, M.H., Hyperkaliämie) wurde die Entwicklung in Richtung nichtdepolarisierender, kurzwirksamer Muskelrelaxanzien vorangetrieben und Vecuronium, Atracurium und als letzte Mivacurium und Rocuronium als vorteilhafte Mittel für die Muskelerschlaffung und Intubation bei kurzen, aber auch bei längeren Eingriffen eingeführt.

Das vorliegende Buch über die intravenöse Anästhesie gibt eine übersichtliche, gut gestaltete praktische Einführung in diese zunehmend populäre Anästhesieform. Praxisbezogen werden alle relevanten i.-v. Hypnotika, Opioide und Muskelrelaxanzien mit ihren Dosierungen für Einleitung und Aufrechterhaltung der Anästhesie, den klinischen Erfahrungen anhand der neueren Literatur und ihren Nebenwirkungen dargestellt. Keinen Weg vorbei an der ausschließlichen Verwendung der intravenösen Anästhesie gibt es bei den absoluten Indikationen in der Neurochirurgie, bei Operationen und Endoskopien im Bereich der Atemwege, beim Patienten mit maligner Hyperthermie sowie bei Sedierung und Relaxation auf der Intensivstation. Bei den relativen Indikationen der i.-v. Anästhesie muß auch das Aufwachverhalten und die Kosteneffektivität im Vergleich zu anderen Anästhesieformen und speziell zu den neuen volatilen Anästhetika Sevofluran und Desfluran einbezogen werden. Kurze Aufwachzeiten, verminderte Inzidenz an Nausea und Erbrechen und kurze Verweilzeiten auf der postoperativen Aufwachstation müssen als kostengünstig eingestuft werden.

Es ist meine Überzeugung, daß dieses Buch dem praktisch tätigen Anästhesisten eine gute Hilfestellung bei der Durchführung von i.-v. Anästhesien geben wird. Die Literaturzitate ermöglichen darüber hinaus noch ein gezieltes Studium besonderer Interessensgebiete.

Graz, im Juni 1995   W. F. List

Inhaltsverzeichnis

Verschiedene Anästhesieverfahren – historischer Rückblick — 1

Volatile Anästhetika 1
    Halothan 1
    Enfluran 2
    Isofluran 2
    Desfluran 2
Sevofluran 3
Lachgas, Stickoxydul 4
Neuroleptanästhesie 5
Balancierte Anästhesie 6

Intravenöse Anästhesie (IVA) — 7

Intravenöse Anästhetika (Hypnotika) 7
    Barbiturate 7
    Etomidat – Hypnomidate,
    Etomidat Lipuro 11
    Propofol – Diprivan
    (Disoprivan – BRD, CH) 12
    Ketamin – Ketalar 24
Potente Analgetika vom Opioidtyp . 26
    Fentanyl 31
    Alfentanil 32
    Sufentanil 33
    Opioide – Zusammenfassung . . 35
Muskelrelaxanzien 36
Nichtdepolarisierende
Muskelrelaxanzien 36
    Atracurium (Tracrium) 38
    Vecuronium (Norcuron) 43
    Pancuronium (Pavulon) 43
Anhang: Neue Muskelrelaxanzien –
erste klinische Erfahrungen 45
    Mivacurium 45
    Rocuronium 45
    Doxacurium 46
Nichtdepolarisierende
Muskelrelaxanzien
– Zusammenfassung 47

Totale Intravenöse Anästhesie (TIVA) — 48

TIVA in der Neurochirurgie 49
    Barbiturate 49
    Etomidat 49
    Propofol 50
TIVA in der ambulanten
Tageschirurgie 51
Dosierungen für die TIVA
in der klinischen Praxis 51

Sonderformen der TIVA — 54

Kombination von Propofol mit
Ketamin nach Prof. Schüttler . . . 54
Intravenöse Sedierung bei
Operationen in Lokalanästhesie . . 55
    Intravenöse Anästhetika 55
Intravenöse Analgesie und Sedie-
rung auf Intensivstationen 57
Besondere Indikationen für die
Intravenöse und Totale
Intravenöse Anästhesie 61
Maligne Hyperthermie (MH) 61
    Kasuistik 61
Anästhesiologisches Management
bei nicht operativer Therapie
der Invagination im Kindesalter . . 63
    Therapeutische Maßnahmen . . 63

Literaturverzeichnis — 65

Sachverzeichnis — 69

Verschiedene Anästhesieverfahren – historischer Rückblick

Volatile Anästhetika

Halothan

Halothan wurde 1956 als erstes potentes, nichtbrennbares und nichtexplosives Inhalationsanästhetikum in die klinische Praxis eingeführt (Bryce-Smith et al. 1956) und verbreitete sich weltweit. Auch heute wird es noch häufig, speziell in der Kinderanästhesie, zur Narkoseeinleitung verwendet.

Halothan ist ein fluorierter Kohlenwasserstoff, der bei Raumtemperatur als klare, farblose, etwas süßlich riechende Flüssigkeit vorliegt (Säuglinge beginnen zu „nuckeln").

■ Kardio-vaskuläre Wirkungen

Halothan führt *dosisabhängig* zum Abfall von arteriellem Blutdruck, Herzzeitvolumen und Schlagvolumen. Durch eine Dämpfung der kardialen Sympathikusaktivität kann Halothan eine *Bradykardie* auslösen.

Der Blutdruckabfall durch Halothan beruht auf seiner negativ inotropen Wirkung, d. h. die Myokardkontraktilität wird beeinträchtigt.

Weiter führt Halothan zu einer Sensibilisierung des Myokards gegenüber Katecholaminen, speziell gegenüber Adrenalin.

■ Respiratorische Wirkungen

Halothan führt, wie alle volatilen Anästhetika, dosisabhängig zur Atemdepression. Von besonderer klinischer Bedeutung ist außerdem seine bronchodilatatorische Wirkung. Es gilt daher als Mittel der Wahl bei chronisch-obstruktiven Lungenerkrankungen wie Asthma bronchiale und chronischer Bronchitis.

■ Neuromuskuläre Wirkungen

Halothan verstärkt und verlängert die Wirkung nichtdepolarisierender Muskelrelaxanzien wie Pancuronium oder Vecuronium. Daher ist unter Halothan die Dosis von Muskelrelaxanzien zu reduzieren.

■ Wirkungen auf die Leber

Halothan dämpft reversibel die Leberfunktion:

In den ersten 14 Tagen nach Halothanexposition kann ein Ikterus zusammen mit Fieber und den biochemischen Befunden einer Hepatitis auftreten, man spricht von der sog. Halothan-Hepatitis. Dieses Syndrom tritt vor allem nach wiederholten Halothannarkosen auf und kann fallweise zu einer massiven Lebernekrose führen.

■ Klinische Beurteilung

Halothan gehört trotz Einführung neuerer Substanzen wie Enfluran und Isofluran zu den am häufigsten verwendeten Inhalationsanästhetika, besonders in der *Kinderanästhesie* und dient als Referenzsubstanz für den Vergleich mit anderen Vertretern.

■ Vorteile

Halothan ist ein potentes Anästhetikum mit relativ niedrigem Blut/Gas-Verteilungskoeffizienten, d. h., Ein- und Ausleitung verlaufen rasch. Konstringierte Bronchien werden dilatiert.

Nachteile

Relativ starke Beeinträchtigung der Herz-Kreislauf-Funktion, hepatotoxischer Effekt.

Enfluran

Die klinischen Unterschiede zwischen Halothan und Enfluran sind relativ gering.

Vorteile

Gute muskelrelaxierende Wirkung und fehlende Sensibilisierung des Myokards gegenüber Katecholaminen.

Nachteile

Ausgeprägte Atem- und Herz-Kreislauf-Depression in höherer Dosierung.

Isofluran

Ist das Strukturisomer von Enfluran und wurde *1984* im deutschsprachigen Raum in die klinische Praxis eingeführt.

Isofluran weist von allen volatilen Anästhetika den niedrigsten Blut/Gas-Verteilungskoeffizienten auf. Dadurch nähert sich die alveoläre Konzentration rasch der inspiratorischen Konzentration. Auch die Narkoseausleitung verläuft mit Isofluran schneller als mit anderen Inhalationsanästhetika.

Kardio-vaskuläre Wirkungen

Keine wesentlichen Veränderungen der Herzfrequenz, der arterielle Blutdruck nimmt unter Isofluran dosisabhängig ab, und zwar durch eine direkte vasodilatierende Wirkung des Isofluran – im Gegensatz zum primär negativ inotropen Effekt der anderen volatilen Anästhetika.

Bei Patienten mit *koronarer Herzkrankheit* wird unter Isofluran eine Abnahme des myokardialen Sauerstoffverbrauchs zusammen mit einer entsprechenden *Verminderung der Koronardurchblutung* beobachtet. Fallweise kann es zu einer myokardialen Laktatfreisetzung als Zeichen einer *regionalen Myokardischämie* kommen, vermutlich bedingt durch eine Umverteilung des koronaren Blutflusses bzw. ein „Coronary-steal-syndrome" (Becker, 1987).

> Isofluran sollte daher nicht bei Patienten mit schwerer KHK eingesetzt werden.

Neuromuskuläre Wirkungen

Isofluran besitzt selbst eine relaxierende Wirkung, zusätzlich wird die Wirkung der nichtdepolarisierenden Muskelrelaxanzien durch Isofluran verstärkt.

Klinische Beurteilung

In den USA ist Isofluran das am häufigsten verwendete Inhalationsanästhetikum, vermutlich auch aus forensischen Gründen wegen der fehlenden Lebertoxizität.

Vorteile

Wichtigster Vorteil des Isofluran ist die geringe Metabolisierung und, dadurch bedingt, die fehlende Toxizität durch Stoffwechselprodukte der Substanz.

Weiter besteht nur eine mäßige Blut- und Gewebslöslichkeit, dadurch sind Ein- und Ausleitung relativ rasch möglich.

Gute muskelrelaxierende Wirkung, geringere kardiodepressive Wirkung und kein arrhythmogener Effekt.

Nachteile

Relativ starke blutdrucksenkende Wirkung, stechender Geruch, für Koronarkranke starke koronardilatierende Wirkung mit Gefahr einer Myokardischämie.

Löst nicht selten eine Tachykardie aus.

Desfluran

Desfluran wurde 1988 an der Universität von Kalifornien entwickelt. Es ist, wie auch Sevofluran, nur mit Fluoriden halogeniert und besitzt daher nur eine äußerst geringe Blut- und Gewebslöslichkeit.

Sein MAC-Wert liegt bei 6,0 %, d.h., es besitzt im Vergleich zu anderen volatilen Anästhetika eine *signifikant geringere anästhetische Potenz*.

Es weist als einziges volatiles Anästhetikum einen Siedepunkt von nur 23,5 °C auf und kann daher nicht mit konventionellen Verdampfern betrieben werden. Dafür ist ein spezieller, beheizbarer Verdampfer notwendig.

■ **Klinische Beurteilung**

Auf Grund der physikalischen Eigenschaften von Desfluran soll sowohl die Ein- als auch die Ausleitungsphase der Anästhesie gegenüber den anderen Vertretern beschleunigt ablaufen, ebenso soll eine *schnellere Adaptierung der Narkosetiefe* möglich sein.

■ **Kardio-vaskuläre Wirkungen**

Während der Einleitungsphase (ca. bei 1,5 MAC) kommt es vorübergehend zu einer *gesteigerten Stimulation und Aktivität des sympathischen Nervensystems mit Tachykardie und Hypertonie* (Helman et al. 1992; Ostapkovich et al. 1992).

Erst in höheren Konzentrationen kommt es zu einer dosisabhängigen Senkung des arteriellen Blutdrucks, wie auch bei den anderen volatilen Anästhetika.

Diese Herz-Kreislauf-Veränderungen mahnen besonders bei Risikopatienten, wie bei der KHK, zur Vorsicht, bei der es unter Desfluran im EKG zum Auftreten *deutlicher Ischämiezeichen* gekommen ist (Helman et al. 1992).

■ **Respiratorische Wirkungen**

Hier wurde sowohl das Auftreten von Obstruktion der oberen Atemwege als auch von schweren Laryngospasmen bei Kindern während der Einleitung mit Desfluran beschrieben (Smiley 1992; Zwass et al. 1992).

■ **Sonstige Wirkungen**

Auftreten von Hautrötungen, besonders im Gesicht (Flush!), ebenso von verstärkter Tränensekretion (Ebert et al. 1993).

■ **Vorteile**

Auf Grund seiner großen molekularen Stabilität scheint dessen Metabolisierung und damit auch seine Organtoxizität sehr gering zu sein (Eger et al. 1987).

■ **Nachteile**

Desfluran ist wegen der genannten Herz-Kreislauf-Veränderungen bei vaskulären Risikopatienten nicht einsetzbar.

Sevofluran

Seine Entwicklung geht in die siebziger Jahre zurück. Walin et al. berichteten erstmals 1975 über Sevofluran (Walin et al. 1975).

Sevofluran besitzt, im Gegensatz zu Desfluran, ähnliche physikalische Eigenschaften wie Isofluran und läßt sich daher auch mit üblichen Verdampfern betreiben. Es besitzt zwar, im Vergleich zum Isofluran, ein etwas *größeres Molekulargewicht* (200 Da), aber eine *geringere anästhetische Potenz*. Sein MAC-Wert beträgt 1,7 bis 2,0% (Jones 1990) (Isofluran 1,2%).

Im Gegensatz zum Desfluran ist es aber in seiner *molekularen Struktur recht instabil* und wird von Sodakalk in beträchtlichem Ausmaß absorbiert – seine Verwendung mit Atemkalk („soda-lime") erscheint daher eher fragwürdig (Jones 1990).

■ **Kardio-vaskuläre Wirkungen**

Diese sind recht ähnlich jenen von Isofluran, nämlich eine dosisabhängige Senkung des arteriellen Blutdrucks sowie fehlende Sensibilisierung des Myokards gegenüber Katecholaminen.

Unter Sevofluran zeigte sich eine signifikante Abnahme der renalen Durchblutung, ebenso wie ein negativ inotroper Effekt (Davis et al. 1989).

■ **Hepato-renale Wirkungen**

Jones (1990) beschreibt in seiner Arbeit über Sevofluran sowohl einen *nephro-* als auch einen *hepatotoxischen Effekt*, wobei ein Zusammenhang mit der Abnahme der renalen und hepatischen Durchblutung (Walin et al. 1975) beobachtet wurde.

Zusätzlich besteht die Möglichkeit, daß die Fluoride im Sevofluranmolekül selbst einen nephrotoxischen Effekt aufweisen (Mazze 1992).

Weiter wird unter Sevofluran über eine *Abnahme der Proteinsynthese* bereits in klinisch relevanter Dosierung im Tierexperiment berichtet (Franks et al. 1989).

Lachgas, Stickoxydul

Lachgas wird häufig zur *Supplementierung der Analgesie* bei Allgemeinanästhesien eingesetzt, weil es die Wirkungen der anderen Anästhetika, speziell der Analgetika, verstärkt und damit deren Dosierung und deren Nebenwirkungen vermindert.

■ **Eigenschaften**

Lachgas ist ein anorganisches, farb-, geruch-, und geschmackloses Gas. Es ist schlecht blutlöslich und bindet sich nicht an Blutbestandteile.

Es ist selbst nur ein schwaches Anästhetikum, die maximale inspiratorische Konzentration darf 70% nicht überschreiten!

Durch Kombination der volatilen Anästhetika mit Lachgas wird deren MAC beträchtlich herabgesetzt, so daß die inspiratorischen Konzentrationen verringert werden können. Dadurch verringern sich auch deren respiratorische und kardio-vaskuläre Nebenwirkungen.

Weiter wird Stickoxydul bei der *balancierten Anästhesie* in Kombination mit Opioiden und Muskelrelaxanzien eingesetzt.

■ **Kardio-vaskuläre Wirkungen**

1. *Geringe negativ inotrope Wirkung.*
2. *Stimulation von Sympathikuszentren im ZNS.*

Beim Herzgesunden sind die Wirkungen von Lachgas auf die Herz-Kreislauf-Funktionen äußerst gering und oft gar nicht nachweisbar.

Weit deutlicher treten diese Effekte beim herzkranken Patienten hervor, abhängig vom Schweregrad der Erkrankung.

■ **Toxische Effekte**

Bei langdauernder Anwendung kann Lachgas zu einer schweren Knochenmarksdepression führen. Als Ursache dafür konnte nachgewiesen werden, daß eine langdauernde Lachgasexposition über eine Kobaltoxydation zu einer Inaktivierung von Vitamin B_{12} führt, das als *Co-Enzym* der Methioninsynthetase dient (Landon et al. 1986). Daraus wiederum resultiert ein Mangel an der essentiellen Aminosäure Methionin und an Tetrahydrofolsäure. Im Knochenmark kommt es so zu den typischen megaloblastischen Veränderungen mit folgender Anämie, Leukopenie und Thrombopenie im peripheren Blut.

■ **Diffusion in gasgefüllte Körperhöhlen**

Klinisch wichtig ist die Diffusion von Lachgas in luftgefüllte Hohlräume des Körpers. Dadurch steigen Volumen und Druck im Hohlraum an. Normalerweise enthalten luftgefüllte Räume Stickstoff, der auf Grund seiner geringen Blutlöslichkeit nur langsam vom Blut abtransportiert werden kann. Lachgas hingegen weist im Vergleich zum Stickstoff einen 34mal höheren Blut/Gas-Verteilungskoeffizienten auf, so daß auch eine entsprechend größere Menge, im Blut gelöst, in die luftgefüllten Hohlräume transportiert werden kann.

Betroffen sind:
- Luftgefüllte Darmschlingen, z.B. beim Ileus
- Pneumothorax
- Pneumozephalus
- Operationen am Mittelohr
- Cuff des Endotrachealtubus!

Luftgefüllte Darmschlingen können ihr Volumen innerhalb von ca. 4 Stunden durch die Diffusion von Lachgas verdoppeln. Daher empfiehlt es sich, bei einem Ileus die inspiratorische Konzentration von Lachgas auf 50% zu begrenzen oder überhaupt *auf die Zufuhr von Stickoxydul zu Gunsten eines Sauerstoff-Luft-Gemisches zu verzichten.*

Von besonderer klinischer Bedeutung ist die Diffusion von Lachgas in einen *Pneumothorax:* Bei Einatmung von 70% Lachgas verdoppelt sich das Pneumothoraxvolumen innerhalb von 10–12 Minuten. Dadurch können Atem- und Herz-Kreislauf-Funktionen lebensbedrohlich beeinträchtigt werden.

> Keine Zufuhr von Lachgas bei nicht drainiertem Pneumothorax!

■ **Wirkung auf die Umwelt**

Mit einer *Lebenszeit* von ungefähr *150 Jahren* in der Atmosphäre (Schmeltekopf et al. 1975) gehört das Lachgas zu den *potentesten Ozonkillern* und gilt auch als *Mitverursacher des Treibhauseffekts* (Logan et al. 1989).

Sicher sind diese Effekte von der Menge her, die in der Anästhesiologie Verwendung finden, nur von untergeordneter Bedeutung, doch sollte man sich ihrer *bewußt sein*!

Neuroleptanästhesie

Die Neuroleptanästhesie ist eine Kombination von Neuroleptanalgesie, also von *Droperidol und Fentanyl* mit *Lachgas* und einem *Muskelrelaxans.*

Lachgas wird zugesetzt, um die Wirkungen von Fentanyl zu potenzieren und eine Bewußtlosigkeit hervorzurufen.

■ **Vorteil**

Meist kommt es nur zu geringen Beeinträchtigungen der Herz-Kreislauf-Funktion.

■ **Nachteile**

- Die Zufuhr höherer Dosen von Droperidol kann, besonders bei hypovolämischen oder auch herzkranken Patienten, einen mitunter bedrohlichen Blutdruckabfall hervorrufen.
- Die anästhetische Wirkung bzw. die Dämpfung von Reflexen ist nicht immer ausreichend:
So können bei sowohl stärkerer anästhesiologischer als auch chirurgischer Stimulation, z.B. durch die endotracheale Intubation oder durch den Hautschnitt, *stärkere Anstiege von Blutdruck und auch der Herzfrequenz* auftreten, die auch durch Zufuhr hoher Dosen von Fentanyl nicht immer zu beseitigen sind.
- Postoperativ ist nach einer Neuro-leptanästhesie mit einer *Atemdepression* zu rechnen, so daß häufig eine längere, adäquate Überwachung im Aufwachraum erforderlich ist. Außerdem können sich in dieser Phase die unerwünschten *Nebenwirkungen von Droperidol* manifestieren, da diese auf Grund der viel längeren Halbwertszeit die Fentanylwirkung bei weitem überdauern.

Nebenwirkungen
- Keine amnestische und hypnotische Wirkung.
- Kein anxiolytischer Effekt.
- Häufig extrapyramidale Bewegungsstörungen bis in die postoperative Phase hinein.
- Nicht selten Verstimmungszustände, Verwirrtheit und Angst.
- Lange Wirkdauer (über 24 Stunden).
- Gefahr von erheblichem Blutdruckabfall bei Risikopatienten.

Balancierte Anästhesie

Der Begriff „*balancierte Anästhesie*" bezeichnet ein Narkoseverfahren, das sich aus mehreren pharmakologischen Komponenten zusammensetzt.

Und zwar aus einem:
- **Inhalationsanästhetikum:** Enfluran oder Isofluran in Kombination mit Lachgas
- **Potenten Analgetikum vom Opioidtyp:** Fentanyl, Alfentanil oder Sufentanil
- **Nichtdepolarisierenden Muskelrelaxans:** Atracurium, Vecuronium oder Pancuronium

> Generell ist zu dieser Methode zu sagen, daß durch die Kombination eines *volatilen Anästhetikums* mit einem *Opioid* die *atemdepressive Wirkung* und damit auch die *Aufwachphase wesentlich verlängert* werden können!

Die *Einleitung* der Narkose erfolgt bei der balancierten Anästhesie zumeist mit einem intravenösen Hypnotikum wie Thiopental, Etomidat oder Propofol.

Zur endotrachealen *Intubation* wurde lange Zeit *Succinylcholin* eingesetzt, in jüngerer Zeit aber wird es immer mehr wegen seiner Nebenwirkungen bei geplanten Operationen, d. h. bei nüchternen Patienten, zu Gunsten eines nichtdepolarisierenden Relaxans verlassen.

Das weitere Vorgehen entspricht im wesentlichen dem der *Neuroleptanästhesie*, nur daß bei der balancierten Anästhesie auf die Gabe von Droperidol verzichtet wird.

Die *Herz-Kreislauf-Effekte* der balancierten Anästhesie sind eher gering, jedoch muß beim hypovolämischen oder herzkranken Patienten mit einem stärkeren Blutdruckabfall bei der Narkoseeinleitung gerechnet werden. Wie bei der Neuroleptanästhesie werden auch bei diesem Verfahren kardio-vaskuläre, reflektorische Reaktionen auf stärkere chirurgische Reize nicht immer ausreichend unterdrückt. Nicht ganz unerhebliche *Anstiege von Blutdruck und Herzfrequenz* sind die Folge, die auch nicht durch weitere Gabe von Opiaten beseitigt werden können.

Diese unerwünschten Herz-Kreislauf-Wirkungen werden dann oft durch relativ hohe Konzentrationen eines volatilen Anästhetikums kompensiert, wodurch dann wiederum die *Dauer der Aufwachphase* ungünstig beeinflußt, d.h. *verlängert* wird.

Intravenöse Anästhesie (IVA)

Das Verfahren der „intravenösen Anästhesie" setzt sich aus folgenden pharmakologischen Komponenten zusammen:

- Intravenöse Anästhetika (Hypnotika)
- Potente Analgetika vom Opioidtyp
- Nichtdepolarisierende Muskelrelaxanzien
- Lachgas (siehe oben).

Intravenöse Anästhetika (Hypnotika)

Intravenöse Anästhetika wurden lange Zeit vor allem eingesetzt, um eine *Anästhesie einzuleiten*. Da die meisten dieser Substanzen *keine oder nur geringe analgetische Eigenschaften* aufweisen, sind sie zur Aufrechterhaltung der Narkose *allein* nicht geeignet.

■ **Vorteile**

Die Vorteile der intravenösen Anästhetika gegenüber den volatilen Anästhetika gelten besonders für die Narkoseeinleitung: Die Technik ist einfach, das Einschlafen erfolgt rasch und für die Patienten meist angenehm, das Exzitationsstadium wird besonders schnell durchlaufen, unerwünschte Begleitreaktionen wie Muskelzuckungen, Würgen oder gar Erbrechen bleiben völlig aus.

Als weniger günstig wird die Steuerbarkeit der i.-v. Anästhetika angesehen: Nach der Injektion entziehen sie sich weitgehend dem Einfluß des Anästhesisten.

Zu den i.-v. Anästhetika zählen:
- **Barbiturate:** Thiopental, Methohexital
- **Etomidat:** Hypnomidate, Etomidat, Lipuro
- **Propofol:** Diprivan
- **Ketamin:** Ketalar

Zu den i.-v. Anästhetika im weiteren Sinne würde auch die große Gruppe der Benzodiazepine gehören. Deren große Bedeutung liegt aber in der Sedierung bzw. in der Prämedikation. Daher sollen die Benzodiazepine hier nicht besprochen werden.

Barbiturate

Die Barbiturate gehören zu den ältesten intravenösen Anästhetika. In der klinischen Anästhesie werden gewöhnlich nur die ultrakurzwirksamen Barbiturate wie *Thiopental* und *Methohexital* zur Narkoseeinleitung eingesetzt. Zur Aufrechterhaltung der Anästhesie aber sind diese Substanzen nicht geeignet, da hierzu Dosen erforderlich wären, die mit einer erheblichen Beeinträchtigung der Herz-Kreislauf-, Atem- und Nierenfunktion einhergehen.

Barbiturate mit einem Sauerstoffatom am C_2 werden als Oxybarbiturate bezeichnet, Derivate, bei denen dieses

8 Intravenöse Anästhesie (IVA)

Sauerstoffatom durch Schwefel ersetzt wurde, als Thiobarbiturate.

Thiobarbiturate sind lipidlöslicher als Oxybarbiturate. Erhöhte Lipidlöslichkeit wiederum beschleunigt den Wirkungseintritt, verkürzt die Wirkungsdauer und steigert die Abbaugeschwindigkeit.

Thiopental

Thiopental ist ein gelbliches Pulver mit leicht schwefelartigem Geruch. Für den klinischen Gebrauch wird die Substanz als wasserlösliches Natriumsalz geliefert. Nach Zugabe von 40 ml Aqua bidest. auf 1 g Trockensubstanz entsteht eine 2,5 %ige Lösung. Diese ist durch den Zusatz von Bikarbonat zur Vermeidung freier Säurebildung stark alkalisch, der pH-Wert liegt bei 11.

Methohexital

Methohexital ist ein methyliertes Oxybarbiturat, welches als 1 %ige Lösung klinisch Anwendung findet. Auch hier ist Natriumbikarbonat beigefügt, der pH-Wert liegt ebenfalls bei 11.

Pharmakologische Wirkungen der Barbiturate

■ Zentrales Nervensystem

Die Barbiturate führen zu einer absteigenden Dämpfung des zentralen Nervensystems. Die anästhetische Wirkung beruht auf einer funktionellen Hemmung der Formatio reticularis im Hirnstamm.

Die Anästhesiezeichen nach Barbituratgabe sind uncharakteristisch: Die Pupillen sind mittelweit bis eng, die Bulbi sind meist zentral fixiert, der Blinzelreflex ist aufgehoben. Die Atem- und Herz-Kreislauf-Funktionen werden dosisabhängig beeinträchtigt.

Analgesie: Subanästhetische Dosen von Barbituraten besitzen keine analgetischen Wirkungen. Sie führen vielmehr zu einer *gesteigerten Empfindlichkeit* gegenüber somatischen Schmerzen bedingt durch ein Absinken der Schmerzschwelle (= *Hyperalgesie*).

Eine tiefe Anästhesie, bei der die Reaktion auf chirurgische Stimuli aufgehoben ist, tritt erst nach sehr hohen Barbituratdosen auf. Daher gilt folgendes:

> Eine tiefe Barbituratanästhesie ist nur mit Dosen zu erreichen, die zu einer *erheblichen Beeinträchtigung der Herz-Kreislauf- und Atemfunktion* führen.
> **Darum sind die Barbiturate als Monoanästhetika nicht geeignet.**

Weiter führen höhere und wiederholte Dosen zur Kumulation mit Verlängerung der Aufwachphase.

Hirndurchblutung und intrakranieller Druck: Barbiturate vermindern dosisabhängig die Hirndurchblutung und den zerebralen Sauerstoff- und Glukoseverbrauch. Diese Abnahme der Durchblutung ist auf den hirnstoffwechselsenkenden Effekt der Barbiturate in anästhetischer Dosierung zurückzuführen. Gleichzeitig mit der Verminderung der Hirndurchblutung sinkt auch der intrakranielle Druck nach Gabe von Barbituraten. Dieser Effekt wird zur Narkoseeinleitung bei Patienten mit erhöhtem intrakraniellen Druck genützt.

■ Kardio-vaskuläre Wirkungen

Arterieller Blutdruck: Sowohl Thiopental als auch Methohexital bewirken einen dosisabhängigen Abfall des arteriellen Drucks. Das Ausmaß der Drucksenkung hängt auch von der Injektionsgeschwindigkeit ab: Werden die Substanzen langsam verabreicht, steht genügend Zeit für Kompensationsmechanismen – wie Anstieg der Herzfrequenz und des peripheren Gefäßwiderstands – zur Verfügung.

Bei allzu schneller Injektion kommt es zu einer ebenso raschen Abnahme des peripheren Widerstandes mit ausgeprägter Hypotension. Auch bei Patienten mit Hypertonie, koronaren Erkrankungen und bei Bestehen einer Hypovolämie muß mit einem stärkeren Blutdruckabfall gerechnet werden.

Kapazitätsgefäße: Unter Barbituraten kommt es zu einer Erweiterung der großen Venen. Dadurch kommt es zu einem „venösen Pooling" mit Abnahme des venösen Rückstroms zum Herzen. Ursache ist vermutlich eine Beeinflussung der zentralen Sympathikusaktivität.

Herzfrequenz: Nach der Injektion von Thiopental oder Methohexital steigt die Herzfrequenz meist reflektorisch an.

Myokardkontraktilität: Barbiturate wirken dosisabhängig direkt negativ inotrop, das Schlagvolumen und folglich auch das Herzminutenvolumen nehmen ab.

Koronardurchblutung und myokardialer Sauerstoffverbrauch: Beim Herzgesunden nimmt nach Gabe von Barbituraten in klinischer Dosierung die Koronardurchblutung und damit auch der myokardiale Sauerstoffverbrauch um bis zu 50% zu. Diese Steigerung des myokardialen Energiebedarfs ist in erster Linie auf die Zunahme der Herzfrequenz zurückzuführen.

Herzrhythmusstörungen: Nach der Injektion von Thiopental oder Methohexital können Herzrhythmusstörungen, meist in Form von ventrikulären Extrasystolen, auftreten, speziell bei Spontanatmung. Die Häufigkeit dieser Rhythmusstörungen kann bis zu 20% betragen. Hauptursache ist die durch Barbiturate ausgelöste Atemdepression mit Hyperkapnie.

■ **Respiratorische Wirkungen**

Alle Barbiturate dämpfen dosisabhängig das Atemzentrum!

Die Reaktion auf CO_2 und Hypoxie ist vermindert oder sogar aufgehoben.

Nach Verabreichung einer Schlafdosis nimmt das Atemzugsvolumen ab, die Atemfrequenz kurzfristig leicht zu, das Atemminutenvolumen ist vermindert und der arterielle pCO_2 steigt an.

Nach *anästhetischen Dosen* ist das Atemzugsvolumen für 2–3 Atemzüge gesteigert, dann tritt eine Apnoe ein. Dieser Zeitpunkt fällt mit der höchsten Hirnkonzentration des Thiopental zusammen. Kurz danach wird die Atmung wieder aufgenommen, allerdings sind Atemtiefe und -frequenz vermindert.

Für die klinische Praxis ist wichtig, daß nach i.-v. Verabreichung von Thiopental oder Methohexital nicht selten *Husten, Laryngo- oder sogar Bronchospasmen* auftreten, vor allem bei zu geringer Anästhesietiefe. Begünstigend wirken dabei verschleimte Atemwege oder eine verzögerte endotracheale Intubation.

Wirkungen auf die Leber: Bei gesunden Patienten wird die Leberfunktion durch Barbiturate nicht beeinträchtigt. Wohl aber führen Barbiturate zu einer erheblichen *Induktion mikrosomaler Enzyme*:

Dadurch wird der Metabolismus zahlreicher Pharmaka und endogener Substanzen, wie Steroide, Cholesterin und Gallensäuren, beschleunigt. Außerdem werden durch diese Enzyminduktion einige ungünstige *Medikamenteninteraktionen* hervorgerufen. Besonders gefährlich ist die Wirkung der Barbiturate bei der *akuten intermittierenden Porphyrie*: Da diese die Synthese von Porphyrinen steigern, kann bei Patienten mit dieser Erkrankung ein akuter, ja sogar tödlicher Anfall ausgelöst werden.

> Bei *akuter intermittierender Porphyrie* sind *alle Barbiturate* absolut **kontraindiziert**!

■ **Pharmakokinetik**

Nach intravenöser Injektion einer anästhetischen Dosis eines Barbiturates passiert die Substanz rasch die Blut-Hirn-Schranke und führt innerhalb einer Kreislaufzeit zum Schlaf. Auf Grund der hohen Lipidlöslichkeit der Barbiturate stellt sich innerhalb einer Minute ein Gleichgewicht zwischen Gehirn und Plasma ein, obwohl die Substanz zu 65–75% an Plasmaeiweiß gebunden ist.

Verteilung im Organismus: Die Verteilung der Barbiturate verläuft nach der intravenösen Gabe in zwei gleichzeitig beginnenden Phasen:

Die Substanz reichert sich initial schnell in Gehirn, Herz, Leber, Niere und Magen-Darm-Trakt an – das sind die stark durchbluteten Organe – und diffundiert dann rasch aus diesen Organen in Muskeln, Fett, Bindegewebe, Lunge, Haut und in die übrigen Gewebe. Diese rasche Umverteilung ist der Grund für die *ultrakurze* Wirkdauer von Thiopental und Methohexital, 2–4 Minuten bzw. 5–6 Minuten.

Während die Diffusion aus dem Gehirn also relativ schnell verläuft, ist die Umverteilung zu den schlechter durchbluteten Organen ein langsamer Vorgang: Die Verteilungshalbwertszeit für Thiopental beträgt ca. 45–60 Minuten, die für Methohexital ca. 60 Minuten (Larsen 1990).

Elimination: Der Abbau von Methohexital erfolgt ausschließlich in der Leber, während Thiopental zusätzlich zu einem geringen Teil in Niere und Gehirn metabolisiert wird. Diese Metaboliten werden dann größtenteils über die Niere, in kleinem Maße auch über die Galle, ausgeschieden.

Eliminationshalbwertszeiten: Auffallend ist, daß Thiopental – obwohl ein Thiobarbiturat – sehr langsam verstoffwechselt wird, seine Eliminationshalbwertszeit beträgt 5–11 Stunden, die von Methohexital hingegen nur 1,5–4 Stunden.

Bei schweren Lebererkrankungen wird der Metabolismus von Thiopental erheblich beeinträchtigt. Hier muß auch mit einer deutlichen Wirkungsverlängerung gerechnet werden. Daher sollten Patienten *mit schwerer Leberschädigung* – z.B. bei Zirrhose – *keine Barbiturate* erhalten.

> Bestehen die *Vorzeichen eines drohenden Leberkomas*, so dürfen keine *Barbiturate* zugeführt werden!

■ **Unterschiede zwischen Thiopental und Methohexital**

Die *qualitativen Unterschiede* zwischen den beiden Substanzen sind gering. Methohexital aber ist etwa 3mal so wirksam wie Thiopental. Weiter wird durch Methohexital die Herz-Kreislauf-Funktion in geringerem Maß beeinträchtigt.

■ **Dosierungen zur Narkoseeinleitung**

Thiopental und *Methohexital* werden **nach Wirkung** dosiert:

> Thiopental: 2 – 5 mg/kg KG
> Methohexital: 1 – 2 mg/kg KG

■ **Unerwünschte Nebenwirkungen von Barbituraten**

Schmerzen bei der Injektion: Schmerzen bei der intravenösen Injektion treten mit Thiopental selten, mit Methohexital etwas häufiger auf. Sie entstehen durch Reizungen der Gefäßwände. Höhere Konzentrationen beider Substanzen können eine Thrombose hervorrufen.

Die *subkutane* Injektion der stark alkalischen Lösungen führt zu Gewebsreizungen mit brennenden Schmerzen, fallweise ist eine Gewebsnekrose die Folge.

Exzitatorische Phänomene: Tremor, Muskelzittern und Tonussteigerung der Muskulatur treten gelegentlich nach Verabreichung von Barbituraten, speziell aber nach Methohexital auf. Rasche Injektion scheint das Auftreten dieser Symptome zu begünstigen.

Interaktionen mit anderen Pharmaka: Die Kombination mit anderen zentral dämpfenden Substanzen potenziert die Wirkung von Barbituraten. Dies gilt besonders für *Alkohol*.

Kontraindikationen: Bei folgenden Krankheitsbildern ist die Verwendung von Barbituraten obsolet:

- **Status asthmaticus:** wegen der broncho-konstriktorischen Wirkung der Barbiturate
- **Jede Form der Herzinsuffizienz**
- **Myokardinfarkt**
- **Hypovolämie oder gar hypovolämischer Schock**
- **Akute intermittierende Porphyrie** (siehe oben)

Etomidat – Hypnomidate, Etomidat Lipuro

Etomidat ist ein potentes und rasch wirksames Hypnotikum *ohne analgetische Wirkkomponente.* Es wird zur Narkoseeinleitung und manchmal zur Supplementierung von Opioiden eingesetzt. Seine Sicherheitsbreite ist relativ groß, seine respiratorischen und vor allem seine kardio-vaskulären Nebenwirkungen sind gering.

Chemisch gesehen ist Etomidat ein Imidazolderivat, es wurde Mitte der sechziger Jahre entwickelt und in den siebziger Jahren erstmals klinisch verwendet. Als Hypnomidate steht es uns als fertige Injektionslösung, 20 mg in 10 ml, zur Verfügung. Die in Propylenglykol gelöste Substanz ist aber hyperosmolar und damit stark venenreizend.

Vor wenigen Jahren kam die Substanz auch als Etomidat Lipuro auf den Markt, das den Vorteil besitzt, annähend isoosmolar zu sein und damit weniger venenreizend, da hier Sojabohnenöl als Lösungsmittel Verwendung findet.

Pharmakologische Wirkungen von Etomidat

■ Zentrales Nervensystem

Etomidat wirkt dämpfend auf die Formatio reticularis des Hirnstammes durch einen Gamma-Amino-Buttersäure-mimetischen Effekt.
Innerhalb einer Minute nach Injektion der Einleitungsdosis tritt der Schlaf ein. Die Schlafdauer ist dosisabhängig und nimmt mit steigender Dosis zu. Sie ist aber, im direkten Vergleich zu Thiopental und Methohexital, kürzer.

Etomidat besitzt, wie bereits erwähnt, *keinerlei analgetische Wirkungen*, es ist ausschließlich ein starkes Hypnotikum. Chirurgische Eingriffe können unter Etomidat allein, auch in sehr hoher Dosierung, nicht durchgeführt werden.

Hirndurchblutung und intrakranieller Druck: Unter Etomidat nehmen Hirndurchblutung und zerebraler Sauerstoffverbrauch ab, allerdings nicht im gleichen Ausmaß wie bei den Barbituraten.

Auch der intrakranielle Druck sinkt vorübergehend unter Etomidat, dieser Effekt ist aber schwächer als nach Barbituraten.

■ Kardio-vaskuläre Wirkungen

Etomidat weist nur sehr geringe Herz-Kreislauf-Wirkungen auf.

Beim **Herzgesunden** ändern sich Herzfrequenz, Schlagvolumen und linksventrikulärer enddiastolischer Druck nach i.-v. Gabe einer Einleitungsdosis nicht wesentlich. Der mittlere Aortendruck bleibt relativ konstant, hingegen nimmt der periphere Widerstand ab, das Herzzeitvolumen entsprechend etwas zu.

Der myokardiale Sauerstoffverbrauch wird durch Etomidat nicht beeinflußt, die Koronardurchblutung aber nimmt um ca. 20% zu, während der koronare Gefäßwiderstand sich vermindert. Gleichzeitig wird die arterio-koronarvenöse Sauerstoffdifferenz kleiner, so daß es zu einer sog. *„Überperfusion"* des Myokards kommt.

Außerdem soll Etomidat selbst einen geringen koronardilatierenden Effekt besitzen.

Beim **herzkranken Patienten** muß auch bei Etomidat mit einer Beeinträchtigung der Herzfunktion und einem Blutdruckabfall gerechnet werden. Allerdings sind diese negativen kardialen Wirkungen schwächer als nach Barbituraten.

■ Respiratorische Wirkungen

Nach i.-v. Gabe von Etomidat zur Narkoseeinleitung nehmen sowohl das Atemzugvolumen als auch das Atemminutenvolumen (ca. −20%) zunehmend ab, während die Atemfrequenz kurzfristig ansteigt. Danach stellt sich für ca. 15–30 Sekunden ein Atemstillstand ein. Die Wirkdauer nach einer Einzeldosis von Etomidat hält etwa 3–5 Minuten an.

Bei kontinuierlicher Zufuhr von Etomidat, also *per infusionem*, vor allem aber in Kombination mit einem **Opioid**, wie Fentanyl oder Alfentanil, muß mit einer postoperativen Atemdepression gerechnet werden.

■ **Wirkungen auf die Nebennierenrinde**

Etomidat führt bereits in Einleitungsdosen zu einer generalisierten Dämpfung der Nebennierenrindenfunktion mit Abnahme der Plasmakortisol- und Aldosteronspiegel in der frühen postoperativen Phase.

> Noch **eine Stunde** nach i.-v. Gabe einer Einzeldosis von Etomidat ist die Reaktion der Nebennierenrinde auf ACTH-Stimulation **blockiert**!
> *Die perioperative Streßreaktion wird durch Etomidat deutlich abgeschwächt.*

■ **Pharmakokinetik**

Innerhalb einer Minute nach Injektion einer Einzeldosis von Etomidat werden maximale Blutspiegel erreicht, dabei sind ca. 75% der Substanz an Eiweiß gebunden. Nach der i.-v. Gabe tritt schnell ein Gleichgewicht zwischen Blut und Gehirn sowie den anderen stark durchbluteten Geweben ein.

Die Eliminationshalbwertszeit von Etomidat beträgt etwa 75 Minuten. Durch die Kombination mit Opioiden wird die Clearance von Etomidat vermindert und die Aufwachzeit verlängert.

Metabolismus: Etomidat wird schnell metabolisiert, und zwar vorwiegend in der Leber durch hydrolytische Spaltung. Diese Metaboliten sind inaktiv und werden großteils über die Niere innerhalb von 24 Stunden nach Verabreichung eliminiert.

■ **Dosierung zur Narkoseeinleitung**

Die therapeutische Sicherheitsbreite von Etomidat ist relativ groß, eine Überdosierung ist schwer möglich.

> **Etomidat (Hypnomidate):**
> **0,15–0,3 mg/kg KG intravenös.**

■ **Unerwünschte Nebenwirkungen von Etomidat**

Nach der Injektion von Etomidat treten bei einigen Patienten *Myoklonien* und *Dyskinesien* auf. Dadurch kann die endotracheale Intubation erschwert werden. Diese motorischen Störungen gehen jedoch nicht mit Krampfpotentialen im EKG einher. Durch Vorgabe von Opioiden oder auch von Benzodiazepinen lassen sich diese Nebenwirkungen meist vermindern, allerdings wird dadurch wiederum die Aufwachphase verlängert.

Schmerzen bei der Injektion von Etomidat treten relativ häufig auf. Die Angaben schwanken zwischen 30 und 70%. Es besteht die Gefahr einer entstehenden Thrombophlebitis.

Husten und Singultus werden bei ca. 10% der Patienten beobachtet.

Unter Etomidat kommt es des Öfteren nur zu einer *ungenügenden Dämpfung von Reflexreaktionen*, durch die vor allem bei der endotrachealen Intubation der arterielle Blutdruck und die Herzfrequenz erheblich ansteigen können. Dies könnte sich gerade bei Risikopatienten ungünstig auswirken.

Propofol – Diprivan (Disoprivan – BRD, CH)

Propofol ist ein rasch und kurz wirksames Hypnotikum *ohne* analgetische Wirkung. Die Substanz wird sowohl zur **Einleitung** als auch zur **Aufrechterhaltung** von Narkosen in Kombination mit Opioiden und Muskelrelaxanzien sowie zum Teil in Verbindung mit Lachgas eingesetzt.

Chemische Struktur

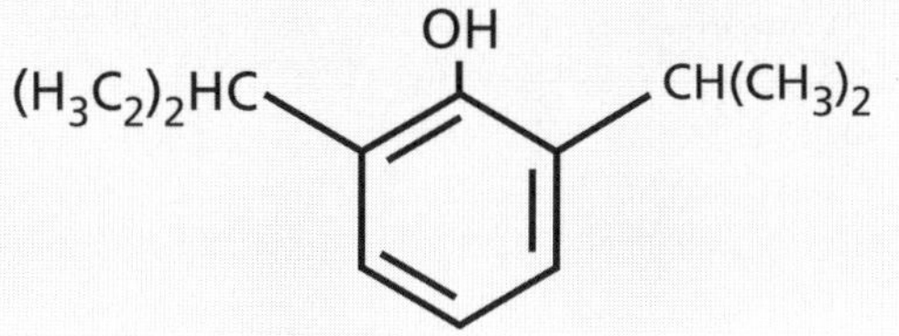

Strukturformel:
Summenformel: $C_{12}H_{18}O$
Propofol = 2,6 - di-isopropylphenol

Abb. 1 Propofol Strukturformel

Chemisch gesehen handelt es sich bei *Propofol* um 2,6 Di-isopropylphenol, einer wasserunlöslichen Substanz, die im Jahre 1988 in Österreich eingeführt wurde (Abb. 1). Propofol liegt als weiße, isotone Öl-in-Wasser-Emulsion zur intravenösen Anwendung vor. In 1 ml Emulsion befinden sich 10 mg *Propofol*, Sojaöl, Phospholipide aus Eigelb, Glycerin sowie Wasser für Injektionszwecke.

Pharmakokinetik

Propofol ist charakterisiert durch ein großes Verteilungsvolumen und eine rasche Elimination, woraus eine sehr kurze Halbwertszeit resultiert. Darauf beruht der prompte Wirkungseintritt, die gute Steuerbarkeit und das rasche Erwachen nach der Narkose.

Propofol nach Bolusgabe

Die *Propofol*-Blutkonzentration nach einem Bolus (Abb. 2) kann als die Summe dreier Exponentialfunktionen aus Verteilung, metabolischer Clearance und langsamer Auswaschung aus den tiefen Kompartimenten verstanden werden.

Und zwar:
- Verteilung von *Propofol* in das Gewebe mit einer HWZ $t_{1/2}$ = 2–4 Minuten.
- Metabolische Clearance von *Propofol* aus dem Blut mit einer HWZ von $t_{1/2}$ = 30–60 Minuten.
- Rückverteilung von *Propofol* aus wenig durchbluteten Kompartimenten (z.B. Fettgewebe) in das Blut mit einer HWZ von $t_{1/2}$ = 180–320 Minuten.

Verteilung: Propofol ist stark lipophil und verteilt sich rasch aus dem Blut in Gewebe und Gehirn. Der Bewußtseinsverlust tritt innerhalb von 25–40 Sekunden ein und hält im Mittel zwischen 4,5 und 8 Minuten an.

Proteinbindung: Propofol ist zu etwa 98% an Plasmaeiweiß gebunden.

Metabolismus: Propofol wird rasch und vollständig metabolisiert. Messungen mit radioaktiv markiertem *Propofol* wiesen bereits nach 2 Minuten 94% des *Propofols* im Blut nach. Infolge des raschen Abbaus fällt dieser Wert auf 39% nach 10 Minuten und auf 14% und 5% nach einer halben bzw. nach 8 Stunden (Simons et al. 1988) (Abb. 3).

Die entstehenden Metabolite sind inaktiv und bestehen zu 40% aus Glukuroniden des Propofol und zu etwa 60% aus Glukuroniden und Sulfaten des Chinols. Diese Metabolite sind alle wasserlöslich und werden über die Niere ausgeschieden. Nur etwa 0,3% des Propofol werden unverändert eliminiert.

Clearance: Die Gesamtkörperclearance von *Propofol* ist mit 1,8–2 l/min hoch. Auf Grund dieses hohen Wertes gegenüber einer Leberdurchblutung von 1,5 l/min wird noch ein zusätzlicher extrahepatischer Mechanismus diskutiert (Veroli et

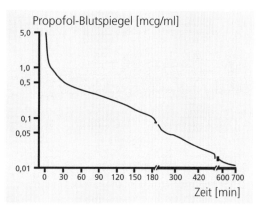

Abb. 2 Propofol-Blutspiegel als Funktion der Zeit nach i.-v. Bolus von 200 mg (nach Schüttler 1990)

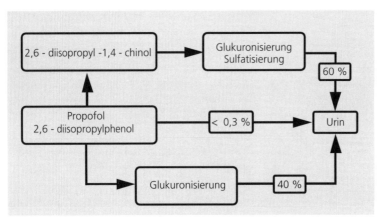

Abb. 3 Metabolisierung von Propofol (nach Simons et al. 1988)

al. 1992). Als möglicher Ort wird der Darm in Betracht gezogen (Gray et al. 1992).

■ **Propofol-Gabe als kontinuierliche Infusion**

Blutspiegel: Bei Verabreichung einer gleichbleibenden Infusionsrate nähert sich die Propofol-Blut-Konzentration asymptotisch dem Steady-state-Wert. Dieser wird sehr rasch erreicht, wie Abb. 4 für drei verschiedene Infusionsraten von jeweils 3, 6 und 9 mg/kg/h zeigt. Die pharmakokinetischen Parameter der einzelnen Dosierungen unterscheiden sich nicht (Gepts et al. 1987).
Elimination: Nach Beendigung der Infusion wird *Propofol* sehr rasch aus dem Organismus eliminiert, wie aus Abb. 5 zu ersehen ist. An- und Abfluten von *Propofol* im Organismus sind nur von der Dosis abhängig (Gepts et al. 1987).

■ **Pharmakodynamik**

Wirkungsmechanismus: Der Wirkungsmechanismus von *Propofol* ist, wie der anderer Hypnotika, trotz zahlreicher Theorien, noch nicht ausreichend geklärt. Für *Propofol* wird eine unspezifische Wirkung auf die Lipidmembranen angenommen. Frenkel und Urban (1992) konnten nachweisen, daß es zu Interaktionen zwischen i.-v. Hypnotika und dem ZNS-Natrium-Kanalprotein kommt. Nur für *Propofol* und Pentobarbital wurden diese Effekte bereits im Bereich klinisch relevanter Konzentrationen beobachtet.

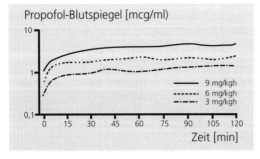

Abb. 4 Propofol-Blutspiegel während einer Infusion mit 3, 6 und 9 mg/kg/h (nach Gepts et al. 1987)

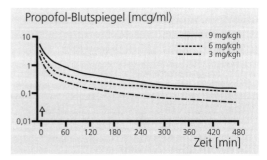

Abb. 5 Propofol-Blutspiegel nach Beenden der Infusion (Δ) mit 3, 6 und 9 mg/kg/h (nach Gepts et al. 1987)

Klinische Anwendung von Propofol

1. Propofol zur Narkoseeinleitung

Einleitung der Narkose bei Erwachsenen: Zur Narkoseeinleitung wird empfohlen, *Propofol* in Abhängigkeit von der individuellen Reaktion des Patienten titriert zu dosieren. Erwachsene Patienten bis ca. 55 Jahre benötigen in der Regel 2–2,5 mg/kg KG *Propofol*.

Die Dosis-Wirkungsbeziehung von *Propofol* wurde bei nicht prämedizierten Patienten der ASA-Gruppen I und II im Alter zwischen 18 und 70 Jahren durch Verabreichung von Einzeldosen untersucht (Cummings et al. 1984; Rolly et al. 1985; Grounds et al. 1986).

Die Ergebnisse zeigen, daß Dosen von 2–2,5 mg/kg KG bei ca. **95%** der untersuchten Patienten zu einer erfolgreichen Einleitung führten (Tab. 1).

Einleitung der Narkose bei Kindern: Kinder über 8 Jahre kommen bei der Einleitung im allgemeinen mit 2,5 mg/kg KG *Propofol* aus. Jüngere Kinder benötigen meist erheblich höhere Dosen.

Manschot et al. (1990) empfehlen für eine erfolgreiche Einleitung bei Kindern im Vorschulalter Dosen von 3,0–3,5 mg/kg KG.

Einleitung der Narkose bei älteren Patienten: Ältere Patienten – ca. ab dem 60. Lebensjahr – brauchen zur Narkoseeinleitung eine niedrigere Dosis von im allgemeinen unter 2 mg/kg KG *Propofol*. Dundee et al. (1986) stellten in ihrer Arbeit fest, daß ältere Patienten – zwischen dem 60. und 80. Lebensjahr – zur Einleitung nur Dosen von 1,5–1,7 mg/kg KG benötigten. Diese Ergebnisse werden auch von anderen Autoren bestätigt (Scheepstra et al. 1989).

Einleitung bei Patienten in reduziertem Allgemeinzustand: Propofol wird mit Erfolg bei Patienten der ASA-Gruppen III und IV zur Einleitung der Narkose eingesetzt.

Speziell bei diesen Patienten soll die Einleitungsdosis langsam titriert werden und zwar ca. 2 ml alle 10 Sekunden.

Nach McCleane et al. (1991) ist die benötigte Dosis von *Propofol* zur Einleitung eng mit der ASA-Klassifizierung der Patienten verknüpft:

Er verabreichte seinen Patienten 1 mg/kg KG *Propofol* über 30 Sekunden. War der Lidreflex nach weiteren 30 Sekunden noch auslösbar, wurden nochmals 10 mg *Propofol* injiziert. Dies wurde solange wiederholt, bis der

Tabelle 1 Erfolgreiche Narkoseeinleitung in Abhängigkeit von der Propofol-Dosierung

Autor	Dosis Propofol (mg/kg)	Anzahl Patienten	Erfolgreiche Einleitung (%)
ASA I 18–65 Jahre (Cummings et al. 1984)	2,0 2,5	31 84	87 95
ASA I oder II 18–65 Jahre (Rolly et al. 1985)	2,0	20	95
ASA I oder II 18–70 Jahre (Grounds et al. 1986)	1,0 1,2 1,4 1,6 1,8 2,0	12 11 12 12 10 5	17 27 67 50 80 100

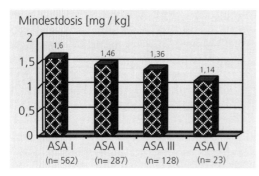

Abb. 6 Zusammenhang zwischen Propofol-Einleitungsdosis und ASA-Klassen (nach McCleane et al. 1991)

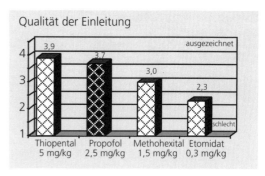

Abb. 7 Qualität der Einleitung mit Propofol im Vergleich zu anderen i.-v. Hypnotika (nach Heath et al. 1988)

Lidreflex erlosch. Die so ermittelte Gesamtdosis wurde als die minimale Einleitungsdosis betrachtet (Abb. 6).

Injektionsgeschwindigkeit bei Propofol-Gabe: Venn et al. (1990) untersuchten den Einfluß der Injektionsgeschwindigkeit auf die für die Einleitung erforderliche *Propofol*-Dosis. Durch Titration der Dosis bis zum Erlöschen des Lidreflexes wurde festgestellt, daß die für die Einleitung erforderliche Dosis bei langsamerer Injektion signifikant niedriger war. Auch fand sich eine auffallende Verkürzung der Apnoedauer bei langsamerer Injektion.

Qualität der Einleitung: In vielen Untersuchungen wurde die Qualität der Einleitung mit *Propofol* anhand der erfolgreichen Einleitung und dem Auftreten unerwünschter Wirkungen bewertet:
1. Bei 60 nicht prämedizierten ambulanten Patienten stellten Heath et al. (1988) fest, daß die Qualität der Einleitung mit *Propofol* insgesamt der von Thiopental vergleichbar und der von Methohexital bzw. Etomidat überlegen war (Abb. 7)
2. Sung et al. (1988) kamen auf ein noch besseres Ergebnis: Sie beschrieben die Qualität der Einleitung bei 95% der Propofol-Patienten als ausgezeichnet, im Vergleich zu nur 90% bei Verwendung von Thiopental.

Injektionsschmerz bei Propofol-Gabe: Während der Einleitung mit *Propofol* kann ein Injektionsschmerz auftreten. Speziell dann, wenn für den venösen Zugang eine kleine Vene, wie am Handrücken, gewählt wurde oder aber im Kindesalter.

Vorbeugung: Bei Erwachsenen verwendet man besser größere, kubitale Venen. Bei Verwendung im Kindesalter gibt man 1 ml Lidocain 2% zu 20 ml *Propofol* hinzu (Morton 1990). Damit gelingt es, Schmerzen bei der Injektion von *Propofol* effizient vorzubeugen.

2. Propofol zur Aufrechterhaltung der Narkose

Propofol wird bei einem breiten Spektrum chirurgischer Eingriffe zur Aufrechterhaltung der Narkose verwendet.

Diese reichen von kürzeren diagnostischen Operationen, z. B. in der Gynäkologie, bis hin zu großen, mehrstündigen Eingriffen in der Herz-, Thorax-, Abdominal- und auch Neurochirurgie.

Für die erstgenannten Eingriffe wird meist die Spontanatmung bevorzugt, die letztgenannten Operationen werden natürlich in kontrollierter Beatmung durchgeführt.

Diese Anästhesie-Technik eignet sich für Patienten jeden Alters, bei Kindern – derzeit ist *Propofol* für die Verwendung ab dem vollendeten 3. Lebensjahr registriert – bis hin zu geriatrischen Patienten der ASA-Gruppen III und IV.

Wirkung von Lachgas auf die Propofol-Dosierung: Die Wirkung von Lachgas auf die erforderliche Dosierung von *Propofol* wurde von Davidson u. Kenny (1991) untersucht. Sie stellten fest, daß der Propofol-Blutspiegel für die mittlere Erhaltungsdosis von 4,5 mcg/ml auf 6,0 mcg/ml anstieg, wenn auf die Verwendung von Lachgas verzichtet wurde.

Auch Milligan et al. (1990) berichteten in ihren Ergebnissen, daß sich die erforderlichen Infusionsraten für Thorax-Eingriffe bei ASA-III Patienten von 7,2 mg/kg/h auf 5,7 mg/kg/h reduzierten, wenn die Anästhesie durch Lachgas supplementiert wurde.

Manuell gesteuerte Infusions-Regime: Ein rascher Anstieg und gleichmäßige Propofol-Spiegel im Blut können einfach mit Hilfe sog. manuell gesteuerter **„Step-down"**-Infusionsregime erzielt werden. Im Prinzip folgt auf eine initiale Einleitungsdosis unmittelbar eine kontinuierliche Zufuhr von Propofol durch eine Infusionspumpe (Perfusor) mit hoher Geschwindigkeit. Anschließend wird die Dosis schrittweise reduziert, um einen konstanten und den erwünschten Propofol-Spiegel im Blut zu erreichen.

Roberts et al. (1988) entwickelten ein manuell geregeltes System, das sich für den Einsatz in der routinemäßigen klinischen Praxis gut eignet (Abb. 8):

Die Einleitung der Anästhesie wird durch Verabreichung eines Bolus von 1–1,5 mg/kg KG erreicht, an den sich *unmittelbar (!)* eine Infusion mit **10 mg/kg/h** anschließt.

Die Autoren stellten fest, daß mit diesem System in vielen Fällen ein Blutdruckabfall nach Narkoseeinleitung vermieden werden kann, wie er häufig bei zu hoher und auch zu schneller Gabe auftreten kann.

Nach ca. 10–15 Minuten wird die Infusionsrate auf **8 mg/kg/h** reduziert, nach weiteren 10–15 Minuten dann auf **6 mg/kg/h** eingestellt und bis zum Operationsende so belassen.

Der gewünschte Propofol-Spiegel im Blut von ca. 3–4 mcg/ml wird innerhalb

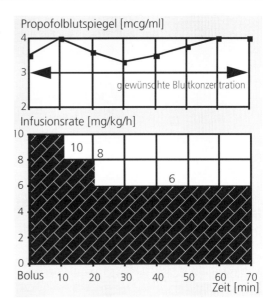

Abb. **8** Beispiel einer manuell geregelten Propofol-Gabe mit Perfusor, sog. „Step-down"-Regime, Bolus[Δ] 1–1,5 mg/kg (nach Roberts et al. 1988)

von 2 Minuten erreicht und kann durch diese schrittweise Reduktion der Dosierung während des ganzen Eingriffs aufrechterhalten werden.

Als Analgetika werden *Fentanyl* und auch *Lachgas* zur Supplementierung zugeführt.

> Eine niedrigere Dosierung für Propofol zur Aufrechterhaltung der Anästhesie als die von Roberts angegebene, kann nicht empfohlen werden, da sonst die **hypnotische Wirkung zu gering** wäre (Gefahr der „awareness") und der Patient nach der Operation über *unangenehme akustische Sensationen* berichten könnte.
>
> Weiter wäre auch der **Opiatbedarf um ein Mehrfaches höher**, dies birgt dann die *Gefahr einer verstärkten und verlängerten Atemdepression postoperativ* in sich.

Computergesteuertes Infusionssystem (Target control anaesthesia): Ein computergesteuertes Infusionssystem für *Propofol* wurde erstmals von White u. Kenny (1990) entwickelt und beschrieben:

Dieses Computersystem ist äußerst flexibel und eignet sich daher gut für die tägliche, klinische Praxis. Es erlaubt dem Anästhesisten, den *Propofol*-Spiegel im Blut während des gesamten Eingriffs rasch der klinischen Reaktion des einzelnen Patienten und den Erfordernissen des jeweiligen Eingriffs anzupassen. Der Computer steuert automatisch die Infusionsrate von *Propofol* auf Basis der pharmakokinetischen Daten, um den vom Anästhesisten gewünschten Blutspiegel zu erreichen und auch aufrechtzuerhalten.

White und Kenny stellten in ihrer Arbeit fest, daß eine gute Einleitung der Narkose mit vorausberechneten *Propofol*-Blutspiegeln von 3–6 mcg/ml erreicht wurde. Zur Aufrechterhaltung der Narkose wurden Blutspiegel zwischen 2–6 mcg/ml errechnet. Insgesamt fand sich eine große Übereinstimmung zwischen den vorausberechneten und den gemessenen *Propofol*-Spiegel.

Steuerung der Narkosetiefe: Die Infusion von *Propofol* verhindert Schwankungen des *Propofol*-Blutspiegels, wie sie durch wiederholte Bolusgaben auftreten. Die kontinuierliche Zufuhr mittels Perfusor ermöglicht eine sanfte und – bei länger dauernden Eingriffen – auch eine bessere Steuerung der Narkosetiefe.

Auf Grund des pharmakokinetischen Profils von *Propofol* reagieren die Blutspiegel und damit die Narkosetiefe rasch auf Veränderungen der Infusionsrate von *Propofol*.

Gepts et al. (1987) konnten nachweisen, daß zwischen der Infusionsrate von *Propofol* und dem resultierenden *Propofol*-Spiegel im Steady-state eine *lineare Beziehung* (Abb. 9) besteht. Eine Veränderung der Infusionsrate hat daher einen vorausberechenbaren Einfluß auf den *Propofol*-Spiegel im Blut.

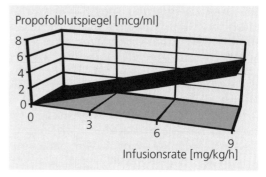

Abb. **9** Zusammenhang zwischen Propofolblutspiegel und Infusionsrate (nach Gepts et al. 1987)

3. Die Aufwachphase – Vergleich von Propofol mit anderen Anästhetika

■ **Frühe Aufwachphase**

• **Nach Einleitung mit Bolus**

Vergleich mit intravenösen Anästhetika: Bei nicht prämedizierten, ambulanten Patienten beobachteten Mackenzie u. Grant (1985) ein rasches Aufwachen aus einer mit *Propofol* eingeleiteten Anästhesie in einer Dosierung von 2,5 mg/kg KG.

Die Patienten öffneten innerhalb von 5 Minuten nach Beendigung der Narkose

Tabelle **2** Aufwachen nach Narkoseeinleitung mit Propofol, Methohexital oder Thiopental und Aufrechterhalung mit Enfluran / N_2O (nach Mackenzie u. Grant 1985)

	Propofol	Methohexital	Thiopental
Mittlere Dauer des Eingriffes (min)	10,8	12,4	9,9
Mittlere Zeit bis „Augen auf" (min)	4,8	5,6	9,6
Mittlere Zeit bis „Nennen Geburtsdatum" (min)	5,8	7,2	10,6

auf Aufforderung die Augen und waren *eine Minute später* in der Lage, ihr Geburtsdatum zu nennen.

Die Aufwachphasen nach Einleitung mit Methohexital (1,5 mg/kg KG) und Thiopental (5 mg/kg KG) waren deutlich länger.

- **Nach Einleitung und Aufrechterhaltung durch kontinuierliche Infusion**

Vergleich mit Methohexital: In mehreren Studien, z.B. von Bonnet et al. (1987), konnte ein statistisch signifikanter Unterschied zwischen *Propofol* und Methohexital in Hinblick auf die Aufwachzeiten festgestellt werden und zwar bei Anästhesien, die eine Stunde oder länger dauerten.

Vergleich mit Isofluran: In mehreren Studien wurden die Aufwachzeiten nach Aufrechterhaltung der Narkose mit *Propofol* oder *Isofluran* verglichen (Tab. 3): Es wurde mit Thiopental bzw. *Propofol* eingeleitet und mit *Propofol* bzw. Isofluran aufrechterhalten. In allen Studien, bis auf der von Ledderose et al. (1988) wurde zusätzlich *Lachgas* verwendet.

In diesen Studien wurde generell nachgewiesen, daß die Aufwachzeiten im Bereich von kurzen, ambulanten bis hin zu neurochirurgischen Eingriffen von 5–6 Stunden Dauer nach Aufrechterhaltung mit *Propofol signifikant kürzer* waren als nach Isofluran.

■ **Späte Aufwachphase**

- **Nach Einleitung mit Bolus**

Vergleich mit intravenösen Anästhetika: Mackenzie u. Grant (1985) verglichen die Aufwachphase nach Narkoseeinleitung mit *Propofol*, Methohexital und Thiopental mit Hilfe des Flimmerverschmelzungstests (Critical Flicker Fusion Test = CFFT) und des Reaktionszeittests (Choice Reaction Time = CRT).

Mit dem CRT-Test wird die Integrierbarkeit sensorisch-motorischer Funktionen geprüft (Abb. **10**).

Der CFFT-Test gilt als empfindliche Methode, um den Erregungszustand des ZNS und die Fähigkeit zur Integration sensorischer Eindrücke festzustellen (Abb. **11**).

Wie die Ergebnisse in den beiden Abbildungen zeigen, haben sich die psychomotorischen Funktionen nach *Propofol* am schnellsten wieder normalisiert.

- **Nach Einleitung und Aufrechterhaltung durch kontinuierliche Infusion**

Vergleich mit Midazolam: Vuyk et al. (1991) verglichen *Propofol* und *Midazolam* in Kombination mit Alfentanil in einer TIVA bei orthopädischen Operationen. Nach dem Aufwachen zeigten die Ergebnisse, daß die Patienten der *Propofol*-Gruppe innerhalb einer Stunde ihre präoperativen Ausgangswerte wieder

Tabelle 3 Aufwachzeiten nach Aufrechterhaltung der Narkose mit Propofol oder Isofluran

Autor	Einleitung mit	Aufrechterhaltung mit	mittlere Narkosedauer (min)	mittlere Aufwachzeiten (min)	
				Augen auf	Orientiert
Kortilla et al. 1990	Propofol Thiopental	Propofol Isofluran	86 63	3,7 #* 6,2#*	5,7#* 10,0
Ledderose et al. 1988	Propofol Thiopental	Propofol Isofluran	110 121	10,0* 15,0	18,0 $* 25,0 $*
Ravussin et al. 1988	Propofol Thiopental	Propofol Isofluran	336 332	8,0* 13,0	30,0* 61,0

* statistisch signifikant, $ Zeit bis zum Nennen des Geburtsdatums, # Zeit bis zum Reagieren auf Aufforderung

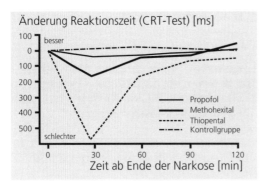

Abb. 10 Änderung der Reaktionszeiten (CRT-Test) nach Aufrechterhaltung der Narkose mit Propofol, Methohexital, Thiopental und einer Kontrollgruppe (nach Mackenzie u. Grant 1985)

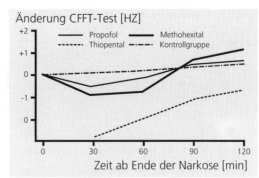

Abb. 11 Flimmerverschmelzungsgrenze (CFFT-Test) nach Aufrechterhaltung der Narkose mit Propofol, Methohexital, Thiopental und einer Kontrollgruppe (nach Mackenzie u. Grant 1985)

erreicht hatten, die Patienten der Midazolam-Gruppe nach 4 Stunden noch nicht.

Vergleich mit Isofluran: Nach Korttila et al. (1990) wachen die Patienten nach ambulanten Eingriffen mit *Propofol* signifikant schneller auf als nach Thiopental/Isofluran. Der große Vorteil ist dabei, daß die Patienten früher nach Hause entlassen werden können.

Qualität der Aufwachphase: Die Häufigkeit von unerwünschten Nebenwirkungen wie *Übelkeit, Erbrechen* oder *Kopfschmerzen* hat einen großen Einfluß auf die Aufwachqualität.

Boyson et al. (1989a) stellten fest, daß Übelkeit und Erbrechen während der Aufwachphase nach *Propofol* viel seltener vorkamen (**1** von 20 Patienten) als nach Thiopental (**5** von 20 Patienten) oder Etomidat (**10** von 20 Patienten).

Auch im Vergleich zu den volatilen Anästhetika (Isofluran) kam es nach *Propofol* bedeutend seltener zu Übelkeit und Erbrechen.

Propofol – ein Antiemetikum?! Borgeat et al. (1992) konnten in ihrer Studie – doppelblind und randomisiert – mit 52 Patienten nach kleineren gynäkologischen, orthopädischen und abdominellen Operationen nachweisen, daß *Propofol* selbst einen *antiemetischen* Effekt besitzt:

In der Propofol-Gruppe wurden 81% der Patienten erfolgreich behandelt, in der Plazebo-Gruppe (Intralipid) nur 35%.

Ganz besonders interessant ist dabei, daß nach Borgeat diese antiemetische Wirkung weit über die hypnotische Wirkdauer hinausreicht, d.h. die Verringerung der Inzidenz von Übelkeit und Erbrechen *hält auch postoperativ noch lange an,* nachdem die hypnotischen Effekte längst abgeklungen sind.

Tabelle 4 Zeiten verschiedener Aufwachkriterien nach ambulanten Eingriffen mit Propofol oder Isofluran

Kriterium	Propofol	Isofluran
Fähig zu stehen	66*	92
Tolerien von Flüssigkeitsaufnahme	61*	129
Fähig zu sprechen	103*	184*
Fertig zur Entlassung	136*	204

* $p < 0,05$ nach Kortilla et al. (1990)

Hämodynamik

1. Hämodynamische Wirkung

Sowohl nach Verabreichung als *Bolus* als auch nach *kontinuierlicher Infusion* wurde der Einfluß von *Propofol* auf die Hämodynamik untersucht.

Nach Einleitung mit Bolus

Die Gabe von *Propofol* als Bolus bewirkt einen Abfall sowohl des systolischen als auch des diastolischen Blutdrucks und eine, im allgemeinen nicht relevante Änderung der Herzfrequenz. Es kann sowohl zu einer leichten Abnahme der Herzfrequenz als auch zu einer passageren Zunahme kommen. Der systemische Gefäßwiderstand nimmt ab, das Herz-minutenvolumen verringert sich um etwa 20%.

Grounds et al. (1985) haben in einer detaillierten Untersuchung die hämodynamische Wirkung von *Propofol* (2,5 mg/kg KG) und Thiopental (4 mg/kg KG) bei 16 Patienten ohne Herz-Kreislauf-Erkrankungen verglichen (Abb. 12).

Die Messungen wurden *vor* und *bis zu 8 Minuten nach der Einleitung* vorgenommen:

Ergebnisse: Die Einleitung ging bei beiden Substanzen mit einem *signifikanten Abfall des arteriellen Mitteldrucks* einher, der bei Propofol stärker ausgeprägt war. Es zeigte sich eine geringfügige *Erniedrigung des Herzindex,* die mit einem *Abfall des systemischen Gefäßwiderstandes* einherging.

Die *Herzfrequenz* blieb unter *Propofol* nahezu *unverändert*, tendierte jedoch 2 Minuten nach Verabreichung von Thiopental zu einer passageren Erhöhung (Abb. 13).

Laryngoskopie und Intubation: Laryngoskopie und endotracheale Intubation sind Stimuli, die bei flacher Anästhesie eine ausgeprägte Sympathikusreaktion mit Hypertonie und Tachykardie hervorrufen. In mehreren Studien wurde nachgewiesen, daß diese Reaktionen nach Einleitung der Narkose mit *Propofol* abgeschwächt werden.

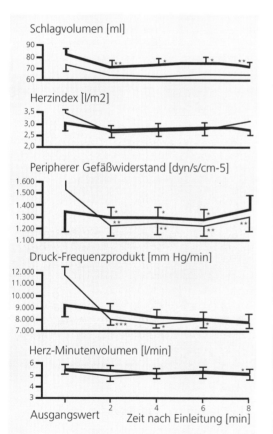

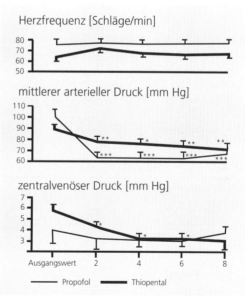

Abb. **12** Änderung hämodynamischer Parameter nach Einleitung der Narkose mit Propofol oder Thiopental (nach Grounds et al. 1985)

Abb. **13** Änderung hämodynamischer Parameter nach Einleitung der Narkose mit Propofol oder Thiopental (nach Grounds et al. 1985)

Coates et al. (1987) konnten zeigen, daß mit Propofol der durch Laryngoskopie und endotracheale Intubation verursachte Anstieg von Blutdruck und Herzfrequenz gemindert wird. Diese protektive Wirkung wird durch Vorgabe von Fentanyl (2–3 mcg/kg) noch verstärkt (Van Aken et al. 1988).

- **Bei Aufrechterhaltung durch kontinuierliche Infusion**

Während der computergesteuerten Infusion von Propofol zur Einleitung und Weiterführung der Narkose fielen der systolische und der diastolische Blutdruck während der ersten 20–40 Minuten kontinuierlicher Zufuhr langsam ab bis auf stabile Werte, die etwa 25% unter den Ausgangswerten lagen (Tackley et al. 1989).

Weitere Studien (Peacock et al. 1990; Stokes u. Hutton 1991) zeigen, daß durch Einleitung der Anästhesie mittels Infusion von Propofol die normalerweise bei Bolusinjektionen auftretenden abrupten Blutdrucksenkungen vermieden werden können.

2. Vergleichsstudien

- **Vergleich mit Thiopental / Isofluran**

Doze et al. (1988) verglichen zur Aufrechterhaltung der Narkose eine kontinuierliche Zufuhr von *Propofol* mit der von Isofluran:

80 Patienten, die sich „kleinen" (Oberflächeneingriffe) und 40 Patienten, die sich „großen" Eingriffen (intraabdominelle) unterzogen, erhielten als Prämedikation Pethidin 1 mg/kg KG. Die Hälfte der Patienten erhielt zur Einleitung Propofol 2 mg/kg KG und anschließend zur Aufrechterhaltung eine Infusion mit variabler Infusionsrate, im Mittel 6,5 +/– 2,3 mg/kg/h bei den kleinen Eingriffen bzw. 7,2 +/– 2,1 mg/kg/h bei den großen Operationen.

Die übrigen Patienten erhielten zur Einleitung Thiopental (4 mg/kg/h) und zur Aufrechterhaltung Isofluran.

Die Narkose wurde in beiden Gruppen durch 70% Lachgas ergänzt (Abb. 14).

Die Infusionsraten von Propofol sowie die Konzentration von Isofluran wurden variiert, um die Narkosetiefe den chirurgischen Erfordernissen anzupassen.

Der arterielle Mitteldruck und die Herzfrequenz stiegen als Reaktion auf die endotracheale Intubation in beiden Gruppen an. Dieser Anstieg des Mitteldrucks war in der Thiopental/Isofluran-Gruppe signifikant größer als mit Propofol.

Während der weiteren Narkoseführung unterschieden sich die hämodynamischen Parameter in beiden Gruppen nur wenig.

3. Myokard

Die Myokarddurchblutung während Narkosen mit *Propofol* wurde mit Hilfe der *Argontechnik* untersucht:

Stephan et al. (1986) und Larsen et al. (1988) leiteten die Narkose bei Patienten mit schwerer KHK, die unter Dauermedikation mit Betablockern oder Kalziumantagonisten standen, mit 2 mg/kg KG Propofol ein und hielten sie mit einer kontinuierlichen Zufuhr von 12 mg/kg/h

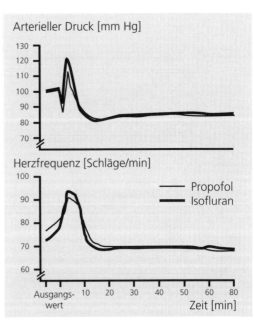

Abb. **14** Arterieller Druck und Herzfrequenz während Aufrechterhaltung der Narkose mit Propofol und Isofluran (nach Doze et al. 1988)

aufrecht. Als Analgetikum wurde Fentanyl verabreicht (bis zu 10 mcg/kg). Ohne chirurgischen Stimulus fand sich ein Abfall des myokardialen Sauerstoffverbrauchs (–31%), der mit einer entsprechenden Erniedrigung der Myokarddurchblutung (–26%) einherging. Während der Sternotomie erhöhten sich die Myokarddurchblutung und der Sauerstoffverbrauch proportional zum Blutdruckanstieg. Bei keinem der Patienten konnte in dieser Phase eine Laktatbildung im Myokard nachgewiesen werden.

Bei älteren Patienten ohne kardiale Grunderkrankung stellten Larsen et al. (1988) fest, daß Sauerstoffverbrauch und Durchblutung des Myokards erniedrigt waren. Es kam weder zu Laktatbildung, noch traten andere Zeichen einer Ischämie auf.

■ 4. Gehirn

In vielen Studien (z. B. Herregods et al. 1988; Ravussin et al. 1988) konnte nachgewiesen werden, daß unter Anästhesien mit Propofol bei Patienten mit isoliertem Schädel-Hirn-Trauma der intrakranielle Druck als auch der zerebrale Perfusionsdruck deutlich gesenkt werden konnten.

■ 5. Augeninnendruck

Die Anästhesie-Einleitung mit Propofol geht mit einer signifikanten und erwünschten Senkung des Augeninnendrucks einher. Nachteilige Anstiege des Augendrucks während der Intubation werden durch Propofol wirkungsvoller abgeschwächt als durch Thiopental (Mirakhur et al. 1988).

■ 6. Nebennierenrinde

Eine Suppression der Nebennierenrinde (Hemmung der Cortisol-Synthese) unter *Propofol* kann ausgeschlossen werden (Hall et al. 1990).

■ 7. Histaminfreisetzung

In einer Studie an gesunden Probanden (Doenicke et al. 1985) wurden die Plasmahistaminspiegel und die Immunglobulinspiegel vor und nach *Propofol*-Anästhesien untersucht. Es konnte keine Histaminfreisetzung beobachtet werden.

Nebenwirkungen von Propofol

■ 1. Bradykardie

Propofol besitzt *keine vagolytische Wirkung:* In einigen Fällen wurden ausgeprägte Bradykardien beobachtet (Marsch u. Schäfer 1990). Diese konnten durch Atropin i.-v. rasch behoben werden. In einem Teil dieser Fälle konnte auch ein Zusammenhang mit einer zu schnellen Verabreichung des Propofol-Bolus festgestellt werden.

> Man sollte großzügig mit der Atropingabe vor Narkoseeinleitung sein und Boli *langsam*, d.h. im Zeitraum 1–1 1/2 Minuten, applizieren!

■ 2. Injektionsschmerz

Injektionsschmerzen während der Einleitung mit *Propofol* sind relativ häufig. Durch Injektion in größere, z. B. in kubitale Venen können diese Schmerzen jedoch signifikant, d.h. < 10%, gesenkt werden.

Auf den Zusatz von 1 ml Lidocain 2% auf 20 ml *Propofol* (Morton 1990; Stafford et al. 1991), speziell bei Verabreichung von Propofol im Kindesalter, wurde bereits hingewiesen.

■ 3. Epilepsie

Auf Grund des Auftretens von epileptiformen Potentialen, die in seltenen Fällen nach *Propofol*-Gabe auftreten können, ist bei Patienten mit bekannter Epilepsie-Anamnese große Vorsicht geboten.

Seit Herbst 1993 sind diese epileptiformen Anfälle als seltene Nebenwirkung in die Gebrauchsinformation aufgenommen.

Was die Wertigkeit dieser prokonvulsiven Eigenschaften von Propofol betrifft, so wäre anzumerken, daß hier

u. a. über Patienten mit bekannten Krampfleiden oder über neurochirurgische Patienten berichtet wird bzw. auch andere Pharmaka verabreicht wurden, denen ebenfalls prokonvulsive Eigenschaften zugeschrieben werden.

Andererseits wird Propofol von mehreren Autoren (z.B. Natale et al. 1993) für den Einsatz beim Status epilepticus empfohlen und auch von vielen Kollegen im Notarztdienst mit Erfolg eingesetzt, wenn konventionelle Antiepileptika versagen!

Diese antikonvulsiven Eigenschaften von Propofol sind in mehreren kontrollierten Studien belegt:

Im EEG wurde die Häufigkeit von Spikes durch die Bolus-Gabe von 2 mg/kg KG Propofol deutlich reduziert, in einer anderen Studie von Dwyer et al. (1988) fand sich eine Reduktion der Krampfdauer um 25% durch die Gabe von 1,5 mg/kg Propofol.

Und Borgeat et al. (1994) vertreten die Auffassung, daß diese abnormen Bewegungen bei Propofol-Anästhesien keine Krampfaktivität darstellen, sondern Ausdruck einer Imbalanz subkortikaler, exzitatorischer und inhibitorischer Zentren sind.

■ 4. Sexuelle Hemmschwelle

Wie bei anderen Anästhetika (z.B. Ketamin) kann es während der Aufwachphase nach Propofol-Anästhesien zu einer Herabsetzung der sexuellen Hemmschwelle, d.h. zu einem nicht nur euphorisierenden, sondern sogar zu einem aphrodisierenden Begleiteffekt, kommen (Young 1988).

Ketamin – Ketalar

Ketamin ist ein Phenzyklidin-Derivat, das chemisch den Halluzinogenen nahesteht. Entsprechend unterscheiden sich die Wirkungen dieser Substanz von denen aller anderen intravenösen Anästhetika.

Ketamin wird als Monoanästhetikum überwiegend für kleinere chirurgische Eingriffe eingesetzt, immer öfter auch in Kombination mit Propofol (nach Schüttler et al. 1991, siehe auch unter TIVA-Sonderformen) und ganz selten zur Einleitung einer Allgemeinanästhesie.

■ Chemische Struktur

Ketamin ist ein wasserlösliches, weißes, kristallines Pulver. Die Substanz liegt als 1%ige Lösung (1 ml = 10 mg) und als 5%ige Lösung (1 ml = 50 mg) vor.

Pharmakologische Wirkungen

■ Zentrales Nervensystem

Ketamin erzeugt eine sog. „*dissoziative Anästhesie*", einen kataleptischen Zustand, in dem der Patient von seiner Umgebung abgekoppelt erscheint, ohne daß ein normaler Schlafzustand eintritt. Dieser Zustand geht mit einer *ausgeprägten Analgesie* und *Amnesie* einher. Die analgetische Wirkung ist gegenüber somatischen Schmerzen ausgeprägter als gegenüber viszeralen.

Nach der Injektion tritt oft ein Taubheitsgefühl, meist im Gesicht auf, während die Berührungsempfindung noch erhalten bleibt. Danach wird die Schmerzempfindung aufgehoben. Etwa 30–40 Sekunden nach intravenöser Injektion verliert der Patient das Bewußtsein. Die (Korneal- und Larynx-)Reflexe sind gedämpft, der Muskeltonus erhöht.

Nicht selten treten *unfreiwillige Muskelbewegungen* auf, gelegentlich auch Grimassieren. Diese zentral exzitatorischen Phänomene werden durch die Prämedikation nicht beeinflußt. In der Aufwachphase tritt nicht selten ein Nystagmus auf.

> **Cave:** Unter Ketamin treten häufig bizarre, teilweise auch furchterregende Träume und Halluzinationen auf, deren Schweregrad meist durch *Vorgabe von Benzodiazepinen*, wie *Midazolam* oder *Diazepam*, vermindert werden kann.

EEG: Das EEG unter Ketamin-Wirkung besteht vor allem aus Theta-Wellen, gelegentlich tritt eine Deltaaktivität auf.

Evozierte Potentiale werden durch Ketamin ebenfalls erheblich verändert.

EEG-Untersuchungen zeigen, daß Ketamin eine funktionelle Dissoziation zwischen limbischem und thalamoneokortikalem System hervorruft.

■ Kardio-vaskuläre Wirkungen

Ketamin ist das einzige intravenöse Anästhetikum, das eine Stimulation des Herz-Kreislauf-Systems hervorruft:

- Herzfrequenz und arterieller Mitteldruck nehmen innerhalb weniger Minuten nach intravenöser Gabe um bis zu 30% zu. In den nachfolgenden 20–30 Minuten normalisieren sich diese Werte wieder. Das Ausmaß der Tachykardie und Hypertension ist bei den einzelnen Patienten äußerst variabel.
- Der periphere Gefäßwiderstand nimmt um ca. 20% zu.
- Das Herz-Zeit-Volumen steigt leicht an.
- Der myokardiale Sauerstoffverbrauch und die Koronardurchblutung nehmen bei herzgesunden Patienten um bis zu 70% zu, bedingt durch den Anstieg der Herzfrequenz und die Zunahme der Druck-Volumen-Arbeit des Herzens.

Diese Veränderungen sind bei allen Patienten nachweisbar, variieren jedoch in unterschiedlichem Ausmaß!

Die *Ursache* dieser kardio-vaskulären Stimulation ist nicht völlig geklärt. Diskutiert wird ein kokainartiger Effekt, eine zentrale Sympathikusstimulation und eine Beeinträchtigung der Baro-Rezeptoren-Funktion, wobei aber der gesteigerten Sympathikusaktivität sicher die größte Bedeutung zukommt.

■ Respiratorische Wirkungen

Die Atemfrequenz nimmt meist nach Verabreichung für 2–3 Minuten zu. Je nach Dosierung und Injektionsgeschwindigkeit kann Ketamin einen Atemstillstand hervorrufen.

Der Muskeltonus in den oberen Atemwegen wird unter *Ketamin* aufrechterhalten, ebenso meist die Schutzreflexe des oberen Respirationstraktes. Dennoch kann eine Aspiration beim nicht intubierten Patienten nicht völlig ausgeschlossen werden.

> Ketamin gewährt bei nicht nüchternen Patienten keinen ausreichenden Schutz vor Aspiration und darf daher hier nicht ohne endotracheale Intubation verwendet werden!

■ Drüsensekretion

Nach Gabe von *Ketamin* wird die Sekretion der Speicheldrüsen und der Drüsen des Bronchialsystems stark gesteigert. Darum sollte Ketamin immer mit Atropin kombiniert werden.

■ Pharmakokinetik

Die Proteinbindung von *Ketamin* ist gering. Wegen der hohen Lipidlöslichkeit dringt es nach i.-v.-Gabe rasch in das Gehirn ein. Ca. 10 Minuten nach der Injektion findet sich nur noch eine geringe Konzentration im Gehirn, während die übrigen stark durchbluteten Gewebe etwa 70% der Substanz aufgenommen haben.

■ Metabolismus

Der Abbau von *Ketamin* erfolgt in der Leber durch Konjugation. Die Metabolite werden dann über die Nieren eliminiert. Die Eliminationshalbwertszeit von Ketamin beträgt ca. 3 Stunden.

Klinische Anwendung von Ketamin

Hauptanwendungsgebiet für *Ketamin* sind kleinere chirurgische Eingriffe an der Körperoberfläche. Für Operationen an inneren Organen ist es weniger geeignet.

Wegen der teilweise schweren psychischen Nebenwirkungen sollte *Ketamin* nur nach strenger Indikationsstellung angewandt werden.

Verbrennungen

Ketamin wird wegen seiner starken analgetischen Wirkung sehr häufig für ausgedehnte, oftmalige Wundversorgungen bei Verbrannten eingesetzt, besonders wenn hierbei die oberen Extremitäten und das Gesicht betroffen sind und die i.-v. Zufuhr der Substanz schwierig ist. Bei diesen Patienten kann Ketamin *intramuskulär* verabreicht werden. Hierdurch wird der Wirkungseintritt gegenüber der i.-v.-Gabe nur gering verlängert.

Schock

Wegen seiner Herz-Kreislauf-Stimulation wird *Ketamin* in der Notfallmedizin bei schockierten Patienten zur Narkoseeinleitung verwendet, weiter auch bei Polytraumatisierten zur initialen Analgesie.

Kontraindikationen

Ketamin sollte grundsätzlich nicht angewandt werden, wenn ein Anstieg von Herzfrequenz, arteriellem Blutdruck, Hirndurchblutung oder intrakraniellem Druck kontraindiziert ist.

Absolute Kontraindikationen:
- Koronare Herzkrankheit
- Hypertonie
- Herzinsuffizienz
- Herzklappenstenosen
- Phäochromozytom
- Hyperthyreose
- Perforierende Augenverletzungen
- Epilepsie
- Geburtshilfe: Ketamin passiert rasch die Plazenta, es kann zu einer fetalen Depression führen!
- Psychiatrische Grunderkrankungen

■ Dosierung für Ketamin

Initial **1–2 (3) mg/kg KG** langsam *intravenös*, Repetitionsdosen als Hälfte der Anfangsdosis.
Zur Analgesie bei Notfällen: **ca. 0,5–1 mg/kg KG** langsam intravenös.
Bei intramuskulärer Gabe: **5–8 mg/kg KG.**

Potente Analgetika vom Opioidtyp

Die *Opioide* oder morphinartigen Analgetika umfassen alle exogenen Substanzen, die sich spezifisch an die verschiedenen Opioidrezeptoren binden und in verschiedenem Ausmaß morphinartige Wirkungen hervorrufen.

Die wichtigsten Wirkungen der *Opioide* sind:

Analgesie, Schläfrigkeit, Veränderungen der Stimmungslage, Atemdepression, verminderte Magen-Darm-Motilität mit Übelkeit und Erbrechen.

Die *Opioide* stellen, zusammen mit den i.-v. Anästhetika (Hypnotika) und den Muskelrelaxanzien einen ganz wichtigen Anteil in der modernen Technik der *intravenösen bzw. der totalen intravenösen Anästhesie* dar.

Durch die Kombination dieser drei Substanzklassen gelingt es, einen Zustand stabiler Kreislaufverhältnisse, einer erhaltenen vegetativen Reaktion bei gedämpfter Vigilanz, eines aufgehobenen Muskeltonus sowie einer *blockierten Schmerzafferenz* zu gewährleisten.

Speziell für den intraoperativen Einsatz hat die Verwendung potenter, zentraler Analgetika vom Opioidtyp dazu geführt, daß die Sicherheit der Narkose zugenommen hat und störende Nebenwirkungen von Seiten des kardio-zirkulatorischen Systems, wie sie von anderen Anästhesiemethoden mit Barbituraten und/oder volatilen Anästhetika her bekannt sind, kaum nachzuweisen sind (Freye 1991b).

Pharmakologische Wirkungen

■ Wirkungsmechanismus

Die Wirkungen der *Opioide* entstehen durch Interaktion mit spezifischen und sättigbaren Bindungsstellen im Zentralnervensystem und in anderen Geweben. Diese Bindungsstellen werden auch als **Opioidrezeptoren** bezeichnet. Diese Rezeptoren sind in bestimmten Regionen des zentralen Nervensystems verteilt, wobei die höchsten Konzentrationen im limbischen System, Thalamus, Hypothalamus, Mittelhirn und Rückenmark zu finden sind. Das sind also jene Strukturen, welche an der Leitung, Verarbeitung sowie der Modulation von schmerzhaften Afferenzen beteiligt sind.

Man kann zwischen mehreren Typen von Opioidrezeptoren unterscheiden: µ-(Mü), κ– (Kappa), δ– (Delta) und σ– (Sigma) –Rezeptoren.

Die *Analgesie* wird vor allem durch die **µ-Rezeptoren** vermittelt. Dieser Rezeptortyp ist auch für folgende Opioideffekte verantwortlich:

- *Atemdepression*
- *Suchtentwicklung*
- *Bradykardie*
- *Hypothermie*
- *Miosis*

Die Opioidrezeptoren sind auch die physiologischen Wirkorte von zahlreichen körpereigenen Liganden, den **Endorphinen**. Diese Substanzen reagieren mit den Opioidrezeptoren und rufen Wirkungen hervor, die denen der Opioide sehr ähnlich sind.

Die verschiedenen *Opioide* unterscheiden sich durch ihre *Affinität* zu diesen Rezeptoren, d. h. durch die Stärke, mit der sie sich am Rezeptor binden. Offenbar ist diese Affinität sowohl von der Größe und der Form des Moleküls (= sterische Konfiguration) als auch von der Anpassung an der Oberfläche des Rezeptors abhängig. Die Affinität eines Opioids ist um so größer, je besser es in die Bindungsstelle am Rezeptor paßt (Schlüssel-Schloß-Prinzip), und je stärker es dort gebunden wird.

Darüber hinaus haben *Opioide* noch eine zusätzliche, sehr wichtige Eigenschaft, nämlich die Fähigkeit, nach Bindung am Rezeptor bei diesem eine *Konformationsänderung* zu induzieren. Sie führt zur Umwandlung des Rezeptormoleküls in einen funktionellen Zustand. Diese Eigenschaft eines Opioids nennt man *intrinsische Aktivität* (intrinsic activity).

Auf Grund der Affinität und der unterschiedlichen intrinsischen Aktivität wird von den *Opioiden* eine unterschiedlich starke Wirkung (Analgesie) ausgelöst.

Therapeutische Breite: Die *Opioide* zeichnen sich, im Vergleich zu anderen Anästhetika, durch eine große therapeutische Breite aus (siehe Tab. 5). Dies wiederum drückt sich im jeweiligen *therapeutischen Index (LD_{50}/ED_{50})* aus und besagt, daß das Verhältnis der Wirk-dosis und der Dosis, bei der es zu Nebenwirkungen kommt, sehr breit ist.

Tabelle **5** Der therapeutische Index verschiedener Opioide im Vergleich zu anderen Anästhetika (nach Freye 1991b)

Anästhetikum	Therapeutischer Index (LD_{50}/ED_{50})
Thiopental	6
Pethidin	8
Methohexital	11
Etomidat	32
Fentanyl	277
Alfentanil	1082
Sufentanil	26716

Diese therapeutische Breite ist von klinischer Bedeutung, da selbst bei hohen Dosen oder gar bei Überdosierungen kaum Nachteile von Seiten des kardiovaskulären Systems zu erwarten sind (Freye 1991b).

■ **Zentrales Nervensystem**

Das zentrale Nervensystem ist der Hauptwirkort der *Opioide*. Hier kommt es zu folgenden Wirkungen:

- *Analgesie*.
- *Veränderungen der Stimmungslage* im Sinne von *Wohlbefinden* und *Euphorie*.
- *Miose*.
- *Atemdepression*.
- *Übelkeit und Erbrechen*.

Diese Wirkungen sind alle *dosisabhängig*!

Therapeutische Dosen führen zu Schmerzdämpfung oder Schmerzfreiheit und Schläfrigkeit.

Werden aber die gleichen Dosen an *schmerzfreie Probanden* verabreicht, so tritt häufig Übelkeit, sehr oft auch Erbrechen auf, in Verbindung mit Konzentrationsstörungen bis hin zu Apathie.

Analgesie: Die schmerzdämpfende Wirkung der *Opioide* ist weitgehend selektiv, d.h. andere Sinnesqualitäten wie Berührung, Sehen und Hören werden nicht beeinträchtigt.

Dumpfer Schmerz wird *besser gedämpft* als scharfer, *kolikartiger Schmerz*.

Die *Opioide* beeinflussen nicht nur das Schmerzempfinden, sondern auch die **affektive Reaktion auf Schmerzen**: d.h. auch die Toleranz gegenüber Schmerzen wird größer.

Die *Opioide* besetzen die Opioidrezeptoren und *verändern* sie: Hierdurch entsteht ihre agonistische Wirkung (= **Opioidagonisten**). Hingegen werden Substanzen, die den Rezeptor besetzen, *ohne* eine Wirkung auszulösen, als **Opioidantagonisten** bezeichnet.

Reine Antagonisten, wie z. B. *Naloxon*, weisen eine hohe Affinität zum Rezeptor auf. Ihre intrinsische Aktivität ist aber nur schwach oder gar nicht vorhanden, d. h. sie können den Rezeptor nicht aktivieren. Durch ihre große Affinität aber sind sie in der Lage, einen am Rezeptor sitzenden Agonisten zu verdrängen (= kompetitive Verdrängung). Sie bewirken jedoch keine Analgesie.

Partielle Agonisten wiederum besitzen agonistische *und* antagonistische Eigenschaften: Nach alleiniger Zufuhr wirken sie agonistisch, bei Verabreichung nach vorheriger Gabe von Agonisten heben sie deren Wirkung teilweise oder sogar vollständig auf.

Die *Affinität* der meisten *Opioide* zu den Opioidrezeptoren steht in enger Beziehung zu ihrer **analgetischen Potenz**, entsprechend unterscheiden sich die Opioide in ihrer analgetischen Wirksamkeit.

So ist **Fentanyl** ca. **100mal stärker** analgetisch wirksam als *Morphin*, **Alfentanil** nur ca. ein Drittel so wirksam wie Fentanyl und **Sufentanil** wiederum etwa **7 (bis 10) mal** so stark wirksam wie Fentanyl (Tab. 6).

Miose: Alle *Opioide* führen in klinischer Dosierung zur Pupillenverengung, und zwar auf Grund einer stimulierenden Wirkung auf das autonome Segment im Kern des N. oculomotorius. Pathognomonisch für hohe Opioiddosen sind stecknadelkopfgroße Pupillen.

Atemdepression: Alle *Opioide* (Abb. 15) führen bereits in klinischen Dosen zu einer Atemdepression, auf Grund einer *direkten Dämpfung der Atemzentren* in Pons und Medulla oblongata mit verminderter Ansprechbarkeit auf den Koh-

Tabelle **6** Äquipotente Opioiddosen

Opioid	Bolus (µg/kg)	Infusion (µg/kg/h)
Fentanyl	5–10	6–60
Alfentanil	7–10	15–52
Sufentanil	1	1–2

lensäure-Partialdruck (paCO$_2$) des Blutes (Ngai 1961):

> Die Reaktion der Atemzentren auf ansteigende paCO$_2$-Werte wird vermindert.
> **Die Atemdepression ist dosisabhängig und nimmt mit steigender Dosis zu.**

Diese Atemdepression ist direkt proportional der analgetischen Stärke des jeweiligen Opioids. So können schon geringe Mengen eines potenten Opioids, z.B. *Sufentanil*, eine Atemdepression auslösen, während weniger stark wirksame Vertreter, wie etwa *Codein* oder *Tramadol* in ihrem therapeutischen Wirkbereich zu keiner nennenswerten Beeinträchtigung der Atmung führen.

Klinisch manifestiert sich eine Atemdepression in dieser zeitlicher Reihenfolge:

- *Abnahme der Atemfrequenz (Bradypnoe):*
  mit partieller Kompensation durch ein vergrößertes Atem-Zug-Volumen.
- *Abnahme des Atemminutenvolumens:*
  die Atmung wird nur noch durch *Stimuli* wie Hypoxie oder Hyperkapnie sowie durch *periphere Reize* wie Lärm oder Schmerz ausgelöst.
- *Kommandoatmung:*
  die Atmung erfolgt nur mehr auf Aufforderung.
- *Komplette Apnoe:*
  trotz Anruf ist eine Spontanatmung nicht mehr möglich, der Patient muß (kontrolliert) beatmet werden!

Antitussive Wirkung: Der antitussiven Wirkung der *Opioide* liegt ursächlich eine Blockade des Hustenzentrums in der Medulla oblongata zugrunde (Abb. **16**).

Einen ausgeprägten antitussiven Effekt zeigen *Opioide* wie das *Diamorphin* (Heroin), *Methylmorphin* (Codein) sowie *Fentanyl* und *Sufentanil*. Letztere nützt der Anästhesist für die Narkose, aber auch bei der Beatmung auf der Intensivstation, so daß der Patient den Endotrachealtubus besser toleriert bzw. die Beatmung erleichtert wird.

Übelkeit und Erbrechen: Nach der Zufuhr von *Opioiden* entstehen sie durch direkte Stimulation der Chemorezeptoren-Triggerzone in der Area postrema der Medulla oblongata.

Auch eine *vestibuläre Komponente* spielt hier eine gewisse Rolle, da Übelkeit und Erbrechen bei ambulanten Patienten häufiger auftreten, als bei stationären Patienten, die nicht gleich aufstehen.

Das *Opioid*, das sich durch eine deutlich geringere Inzidenz, was Nausea und Erbrechen betrifft, auszeichnet, ist *Piritramid*. Auch ist seine große Stabilität gegenüber dem kardio-vaskulären System hervorzuheben.

Da dieses *Opioid* im Vergleich zu anderen Vertretern in der postoperativen Phase nicht nur eine längere Wirkdauer besitzt, sondern auch seine Inzi-

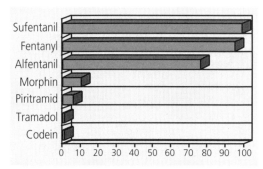

Abb. **15** Der durch Opioide ausgelöste unterschiedliche Grad der Atemdepression nach Verabreichung äqui-analgetischer Dosen.

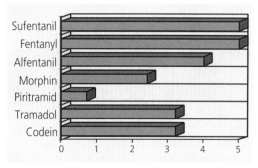

Abb. **16** Der vergleichende antitussive Effekt verschiedener Opioide nach Verabreichung äqui-analgetischer Dosen (ergänzt nach Vourch et al. 1971).

denz möglicher Nebenwirkungen vergleichsweise gering ist, kann es noch immer als das Analgetikum für die postoperative Phase empfohlen werden (siehe auch Abb. 17)!

■ **Kardio-vaskuläre Wirkungen**

Die Herz-Kreislauf-Wirkungen der Opioide sind zumeist gering. Selbst höhere Dosen von Fentanyl, Alfentanil oder Sufentanil verändern die kardio-zirkulatorischen Parameter bei Patienten ohne kardiale Grunderkrankungen in der Regel nicht wesentlich (siehe auch oben: *große therapeutische Breite*).

Arterieller Blutdruck: Viele Untersuchungen haben ergeben, daß Opioide den arteriellen Blutdruck senken können.

An nicht prämedizierten, herzgesunden Probanden wurde festgestellt, daß der mittlere Aortendruck unter *Fentanyl* und *Sufentanil* in jeweils gleichem Ausmaß geringfügig abnahm, d.h. es bestanden bei beiden Substanzen keine Unterschiede in ihrer hypotensiven Wirksamkeit.

Neben der arteriolären Dilatation können die *Opioide* auch zur Dilatation der Kapazitätsgefäße durch Verringerung des peripheren Widerstandes mit *venösem Pooling* führen (Laubie et al. 1977).

Der Mechanismus dieser opioid-induzierten Vasodilatation ist nicht genau geklärt.

Diskutiert werden eine:
- Beeinflussung der neuralen Kontrolle des Kreislaufs
- Direkte vasodilatierende Wirkung
- Sekundäre Vasodilatation durch Histaminfreisetzung

Bisher konnte gezeigt werden, daß die *Opioide* mit Rezeptoren in der Medulla oblongata reagieren und dabei *kardioinhibitorische vagale Efferenzen aktivieren sowie sympathische Efferenzen hemmen*.

Diese Wirkungen scheinen *dosisabhängig* zu sein (Tab. 7).

Histaminfreisetzung: In klinischer Dosierung scheint *Fentanyl kein Histamin freizusetzen*. Hiermit könnte die nur sehr geringe blutdrucksenkende Wirkung von Fentanyl erklärt werden.

Ähnliches gilt auch für *Alfentanil* und *Sufentanil*, wobei sich ganz besonders letzteres durch eine große hämodynamische Stabilität auszeichnet (Freye 1992).

Herzfrequenz: Opioide *vermindern* gewöhnlich die Herzfrequenz bei herzgesunden Patienten. Diese *negativ chronotropen Wirkungen* sind zentral bedingt – im Nucleus dorsalis nervi vagi – und zwar wieder durch Aktivierung kardio-inhibitorischer vagaler und Hemmung sympathischer Efferenzen. Dafür spricht, daß eine opioidinduzierte Bradykardie durch Vagolytika – z.B. Atropin – leicht verhindert bzw. beseitigt werden kann.

Grad und Häufigkeit dieser kardialen Nebenwirkung sind nicht vorhersehbar. Sie sind jedoch von dem jeweiligen vegetativen Grundtonus des Patienten und der verabreichten Opioiddosis abhängig.

Myokardialer Sauerstoffverbrauch und Koronardurchblutung: Untersuchungen an herzgesunden Freiwilligen zeigten, daß durch *Fentanyl* und *Sufentanil* der myokardiale Sauerstoffverbrauch und die Koronardurchblutung geringfügig vermindert wird, auf Grund einer Abnahme von Aortendruck, Herzfrequenz und Volumenbelastung.

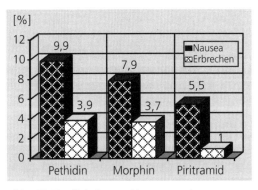

Abb. **17** Häufigkeit von Nausea und postoperativem Erbrechen nach Pethidin- (234 Patienten) bzw. Morphin- (486 Patienten) und Piritramidgabe (9756 Patienten) (nach Saarne 1969).

Tabelle **7** Inhibitorische (vagale) und exzitatorische (sympathikotone) Effekte unterschiedlicher Ausprägung nach Opioidapplikation (nach De Castro et al. 1979; Vourch et al. 1971)

Sympathikus-dominanz	Parasympathikus-dominanz
Hypertension	Hypotension
Tachykardie	Bradykardie
Hyperglykämie	Erbrechen
Hyperlaktämie	Schwitzen
Akrozyanose	Salivation
Sklereninjektion	Bronchospasmus
Rötung des Gesichts	Sphinkterernspasmus
Antidiurese	Miosis

Die kardio-vaskulären Effekte der Opioide führen zu:
- *Abnahme der Vorlast:* d.h. der Füllungsdruck des Herzens sinkt
- *Abnahme der Nachlast*
- *Abnahme der Herzfrequenz*

Diese 3 Faktoren und die daraus resultierende Abnahme des myokardialen Sauerstoffverbrauchs bewirken, daß *Opioide* gerne beim Myokardinfarkt und auch auf der Intensivstation eingesetzt werden.

Dabei gilt es aber zu beachten, daß sich ein Pooling-Effekt mit Abfall des arteriellen Mitteldrucks besonders bemerkbar macht, wenn bereits primär eine *relative Hypovolämie* vorliegt und somit der venöse Rückstrom zum Herzen noch weiter verringert wird!

■ Wirkungen der Opioide auf die Bronchialmuskulatur

Hohe Dosen von Opioiden *erhöhen* den Tonus der Bronchialmuskulatur und den Atemwegswiderstand.

Dadurch können *Opioide* beim Asthmatiker gelegentlich einen Asthmaanfall auslösen, selten auch während der Narkose.

> Opioide vom Morphintyp mit Histaminfreisetzung sollten beim Asthmatiker möglichst nicht eingesetzt werden!

Die in der *Anästhesiologie* fast ausschließlich verwendeten Vertreter der Opioide sind *Fentanyl*, *Alfentanil* und *Sufentanil*.

■ Chemische Struktur

Fentanyl ist ein Piperidin-Derivat und chemisch dem Pethidin (Alodan) ähnlich. Das im Handel verfügbare Präparat enthält pro ml 0,05 mg Fentanyl.

Alfentanil ist auch ein dem Fentanyl verwandtes Opioid aus der Reihe der 4-Anilino-Piperidine. Das Handelspräparat Rapifen enthält pro ml 0,5 mg Alfentanil.

Sufentanil ist ein hochpotentes, dem Fentanyl verwandtes Opioid, mit einer ca. 7–10mal stärkeren Wirkung. Das Handelspräparat Sufenta besteht aus einer farblosen, wäßrigen Lösung mit 0,05 mg pro ml zur intravenösen Verabreichung.

■ Pharmakokinetik

Die einzelnen *Opioide* unterscheiden sich vor allem in ihrer *Pharmakokinetik* voneinander.

Fentanyl

Klinik: Speziell für mittellange Operationsdauer (> 30–45 Minuten), aber auch für längere Operationen stellt *Fentanyl* das Analgetikum der ersten Wahl dar, das sich durch folgende Eigenschaften auszeichnet:

- *Gute Analgesie:* Fentanyl wirkt ca. 100-mal stärker als Morphin
- *Gute Kreislaufstabilität*
- *Große therapeutische Breite*
- *Praktisch keine Histaminfreisetzung*
- *Geringe Organtoxizität*

Fentanyl und Vigilanz: Die Blockierung der Schmerzbahnen durch *Fentanyl* führt gleichzeitig zu einer Unterbrechung der polysynaptischen Verbindungen im aktivierenden retikulären System zum Kortex, sodaß die Wachbereitschaft vermindert wird.

> Dieser *hypnotische Effekt* ist aber bei *Fentanyl* im Vergleich zu anderen Opioiden, z. B. Sufentanil, nur sehr gering ausgeprägt!

Verteilung und Elimination: Nach intravenöser Applikation von 3–10 mcg/kg KG weist *Fentanyl* einen raschen Wirkungseintritt auf – das Wirkungsmaximum wird nach etwa 5 Minuten erreicht – und führt zu einem Zustand tiefer Analgesie mit Atemdepression. Dieser Effekt wird vor allem durch seine schnelle Verteilung in den gut durchbluteten Organen (Lunge, Herz, Leber, Niere und Gehirn) erreicht, er ist auch bedingt durch die *hohe Lipidlöslichkeit* des Fentanyl.

Die nun folgende Umverteilung führt zu einem exponentiellen Abfall des Plasmaspiegels, der in 3 Phasen unterteilt werden kann:

- π-*Phase*: schnelle Umverteilung, gekennzeichnet durch einen raschen Konzentrationsabfall nach Injektion.
- α-*Phase*: langsame Umverteilung durch Absättigung der minderdurchbluteten Organe.
- β-*Phase*: Phase der Elimination, deren Geschwindigkeit von der Clearance des Pharmakons abhängig ist. Die Clearance von Fentanyl erfolgt primär in der Leber.

Von Bedeutung ist der *Plasmaspiegel der β-Phase*, der annähernd linear abfällt:

> Hohe Dosen des Opioids führen zu einer Anhebung der Konzentrationskurve, wodurch die Elimination verlängert wird!

Eine lange ß-Elimination nach höherer Dosierung entsteht dadurch, daß aus den peripher schlechter durchbluteten Geweben (besonders Muskulatur und Fettgewebe) lange Fentanyl nachströmt. Dieser Effekt ist trotz der hohen Clearance, die nicht dosisabhängig ist, von Bedeutung.

Eiweißbindung: **84%** der verabreichten Fentanyl-Dosis wird an Plasmaproteine gebunden. Diese Bindung ist *pH-abhängig:* Eine Abnahme des pH-Wertes bewirkt eine Freisetzung von Fentanyl.

Metabolismus: Das lipophile *Fentanyl* wird zu etwa 80% in der Leber abgebaut. Die entstehenden Metabolite sind pharmakologisch nicht mehr aktiv.

Die *Eliminationshalbwertszeit* ($t_{1/2}\beta$) wird für gesunde Probanden nach einer Dosis von 6 mcg/kg KG mit **3,5** Stunden angegeben, für chirurgische Patienten nach 3–30 mcg/kg KG mit **1,5–5,5** Stunden, für herzchirurgische Patienten nach 75–100 mcg/kg mit **11** Stunden.

Ausscheidung: Ca. 45% der Substanz werden über die Nieren ausgeschieden, davon etwa 10% als freies *Fentanyl*.

Alfentanil

Klinik: *Alfentanil* (Rapifen) ist ein dem Fentanyl verwandtes Opioid aus der Reihe der Piperidine und zeichnet sich, im Gegensatz zu diesem, durch eine rascher einsetzende Wirkung sowie durch eine viel kürzere Wirkdauer aus.

Seine *analgetische Potenz* ist jedoch *3–4mal geringer* als die von Fentanyl.

Der *Wirkungseintritt* von *Alfentanil* erfolgt ca. 4mal schneller als nach äquianalgetischen Dosen von Fentanyl, der maximale analgetische, aber auch atemdepressorische Effekt wird bereits nach *einer* Minute erreicht.

Ermöglicht wird dieser schnelle Wirkungseintritt dadurch, daß der größte Anteil (ca. 89%) von *Alfentanil* – im Gegensatz zu anderen Opioiden – in nicht ionisierter Form im Blut vorliegt. Dadurch können auch mehr Alfentanil-Moleküle nach Applikation die Blut-Hirn-Schranke überwinden und die spezifischen Rezeptoren im ZNS besetzen. Eine sofortige Wirkung ist die Folge.

> Somit scheint Alfentanil das Opioid zu sein, welches am effektivsten den Schmerz zum Zeitpunkt seiner Entstehung blockiert (Freye 1991a)!

Die *kürzere Wirkdauer*, sie beträgt im Vergleich zum Fentanyl nur etwa ein Drittel, beruht vor allem auf einem *geringeren Verteilungsvolumen* im Organismus – es hat eine geringere Affinität zum Fettgewebe (peripheres Kompartment) – sowie auf einer *kürzeren Halbwertszeit*.

Die Alfentanil-Konzentration fällt nach Verabreichung auch deshalb wieder schnell ab, da dieses Opioid im Vergleich zu Fentanyl eine viel *geringere Rezeptorbindung* besitzt und vom ZNS wieder rasch in das Blut zurückdiffundiert.

Auf Grund dieses Wirkprofils gilt *Alfentanil* als Opioid der Wahl, wenn gegen Ende einer Narkose die Analgesie vertieft werden soll, ohne gleichzeitig Gefahr zu laufen, eine postoperative Atemdepression durch einen Opioid-Überhang in Kauf nehmen zu müssen (sog. *„On-top-Gabe"*).

Eiweißbindung: Im Plasma liegt *Alfentanil* zu etwa **92%** an Proteine gebunden vor.

Metabolismus: Der Abbau von *Alfentanil* erfolgt primär in der Leber zu pharmakologisch inaktiven Metaboliten. Nach ca. einer Stunde werden 50%, nach ca. 4 Stunden etwa 90% der verabreichten Substanz ausgeschieden.

Die Eliminationshalbwertszeit von *Alfentanil* beträgt bei Gesunden nach 3–14 mcg/kg KG **1,5** Stunden, bei chirurgischen Patienten nach 50–250 mcg/kg KG **1,4–1,6** Stunden.

Indikationen: Die Hauptindikation für *Alfentanil* liegt in der kleinen Chirurgie, d. h. bei kurzen Eingriffen von 5–15 Minuten Dauer. Hier kommt man meist mit einer Bolusinjektion aus, ein Reboundeffekt wird damit ausgeschlossen. Die Aufwachphase verläuft rasch und ist verkürzt, daher findet *Alfentanil* zunehmend in der ambulanten (Tages-)Chirurgie Verwendung.

Nebenwirkungen:

- Thoraxrigidität: *Alfentanil* kann dosisabhängig während der Narkoseinduktion zu einer Rigidität speziell der Thoraxmuskulatur führen, wodurch eine Spontanatmung behindert bzw. eine Maskenbeatmung erschwert wird. Diese Nebenwirkung tritt vergleichsweise häufiger als nach Fentanyl auf.
Durch eine langsame Applikation (> 30 Sekunden) bzw. durch Prämedikation mit Benzodiazepinen kann diese Muskelsteifigkeit hintangehalten bzw. abgeschwächt werden.

- Bradykardie: Bei ungenügender Gabe von Anticholinergika, aber auch nach zu schneller Verabreichung von Alfentanil kann es zum Auftreten einer Sinusbradykardie kommen.
Atropin als Bestandteil der Prämedikation bietet keinen ausreichenden Schutz vor einem Abfall der Herzfrequenz. Daher sollte Atropin unmittelbar vor der Einleitung *intravenös* verabreicht werden!

Dosierung von Alfentanil
- *Initialer Bolus*: **40 +/- 20 mcg/kg KG i.-v.** (Mc Donnell et al. 1982).
- *Repetitionsdosis*: **7–10 mcg/kg KG i.-v.** für ca. 10–15 Minuten.
- *Wenn die Spontanatmung erhalten werden soll*: **10 mcg/kg KG** langsam i.-v. (Freye 1991a).
- *"On-top-Dosierung"*: nach längerer Analgesie mit Fentanyl: **10–15 mcg/kG i.-v.**

Aufrechterhaltung durch Infusion: Zur Beibehaltung eines ausreichenden therapeutischen Plasmaspiegels von 0,40 mg/l (400 ng/ml) wird eine Zufuhr von **1,0–1,5 mcg/kg/min** *Alfentanil* benötigt (Henschel 1991).

Sufentanil

Sufentanil ist ein hochwirksames Opioid mit raschem Wirkungseintritt, kurzer Wirkdauer und großer Sicherheitsbreite. Als selektiver Agonist besetzt es den Opioidrezeptor, wodurch die im Hirn eintreffenden Schmerzimpulse unterdrückt werden.

Toxizität: Die Toxizität von *Sufentanil* entspricht der anderer stark wirksamen

Opioide. Besonders auffällig ist jedoch die ausgesprochene große therapeutische Breite (LD $_{50}$ / ED $_{50}$, siehe auch Tab. 5). Hieraus ist abzuleiten, daß Nebenwirkungen im Sinne einer kardio-zirkulatorischen Depression kaum zu erwarten sind (Freye 1992).

Klinische Pharmakologie: *Sufentanil* weist im Vergleich zu Fentanyl eine ähnliche antitussive, atemdepressorische und bradykarde, aber im Gegensatz zu Fentanyl eine *stärkere sedativ-hypnotische Wirkung* auf. Weiter besitzt es, auf Grund der viel *höheren Selektivität* und *Affinität* zum μ-Rezeptor, eine 7–10fach größere analgetische Wirkstärke.

Auf Grund eines doppelt so hohen Anteils *nichtionisierter Moleküle* im Blut und der, im Vergleich zu Fentanyl, doppelt so hohen *Lipidlöslichkeit* (siehe Tab. 8), penetriert es nach i.-v.-Gabe entsprechend schneller und in größeren Mengen durch die Blut-Liquor-Schranke in das Gehirn, so daß die Wirkung auch rascher eintritt.

Auch sein *Verteilungsvolumen* ist mit 1,74 l/kg KG gegenüber dem von Fentanyl mit 4,0 l/kg KG deutlich geringer. So liegen auch mehr Anteile im zentralen Blutkompartiment vor, die sich der Biotransformation durch die Leber nicht entziehen können. So erklärt sich die wesentlich *kürzere Eliminationshalbwertszeit* (t $_{1/2}$ β) von 164 Minuten gegenüber der von Fentanyl mit 219 Minuten (Tab. 9). Somit sind überhängende atemdepressorische Effekte in geringerem Maße zu erwarten (Freye 1992).

Hämodynamische Wirkungen: Die kardio-vaskulären Effekte sind, wie auch bei den anderen Opioiden, kaum nachweisbar. Die selten nach Sufentanil-Gabe auftretende passagere *Hypotension*, die als Folge einer Abnahme des peripheren Widerstandes und der für Opioide typischen Sympathikolyse zu verstehen ist, tritt besonders bei einer larvierten Hypovolämie auf.

Die öfter zu sehende *Bradykardie* ist zentral bedingt. Diese wird, wie schon erwähnt, durch eine Reizung des Nucleus dorsalis nervi vagi ausgelöst. Durch anticholinerge Substanzen, wie Atropin oder Glycopyrrolat, ist diese hämodynamische Nebenwirkung sofort zu beheben.

Nebenwirkungen: Qualitativ ähneln die Nebenwirkungen von *Sufentanil* denen aller stark wirksamen Opioide.

- *Atemdepression*: Die Atemdepression nimmt direkt proportional mit dem Plasmaspiegel zu und macht eine kontrollierte Beatmung der Patienten erforderlich.
  Alle zentral angreifenden Medikamente, die die Aktivität des zentralen Nervensystems hemmen, wie volatile Anästhetika, Barbiturate, Neuroleptika und ganz besonders die *Benzodiazepine* können diesen atemdepressorischen Effekt deutlich potenzieren und verlängern (Freye 1991b).
- *Muskelrigidität*: Ähnlich wie die Atemdepression ist auch der Schweregrad einer Muskelrigidität abhängig von der Plasmakonzentration. Der Grad dieser Nebenwirkung wird bestimmt durch die Dosis sowie der Injektionsgeschwindigkeit von *Sufentanil*.

Tabelle 8 Vergleichende physikochemische Daten verschiedener Opioide, die sowohl Anschlagzeit als auch Verteilung betreffen (nach Freye 1992)

Opioide	Wirkstärke	Lipidlöslichkeit Octanol/H2O-Koeffizient	Nichtionisiert bei ph 7,4 [%]
Alfentanil	50	128	89
Fentanyl	300	816	9
Sufentanil	1000	1757	20
Morphin	1	6	24

Tabelle **9** Vergleichende pharmakokinetische Daten verschiedener Opioide untereinander (nach Freye 1992)

Opioide	t 1/2 β min	Clearance ml/min/kg	Verteilungs- volumen l/kg	Proteinbindung
Alfentanil	219	11,6	4,0	84
Fentanyl	94	5,1	0,71	92
Sufentanil	164	12,7	1,74	92
Morphin	177	14,7	3,0	30

Als wirksame Gegenmaßnahme haben sich eine niedrige Applikationsgeschwindigkeit und/oder eine Präkurarisierung mit einem Muskelrelaxans bewährt.

- *Übelkeit und Erbrechen*: Die Häufigkeit von Übelkeit und Erbrechen schwankt sehr stark und ist sowohl von der Art des operativen Eingriffs als auch vom gewählten Anästhesieverfahren abhängig.
In jüngerer Zeit gelingt es mit *Ondansetron* in der Dosierung von 4–8 mg intravenös recht gut die Häufigkeit von Übelkeit und Erbrechen postoperativ (PONV) zu reduzieren (Kovac et al. 1992).

Eiweißbindung: Im Plasma wird Sufentanil zu 92% an Proteine gebunden.

Metabolismus: Etwa 80% der verabreichten Dosis wird innerhalb von 24 Stunden ausgeschieden, ca. 2% davon in unveränderter Form. Die Biotransformation erfolgt vor allem in der *Leber* und im Dünndarm, die entstehenden Metaboliten werden dann mit dem Harn ausgeschieden.

Bei bereits bestehender Leberfunktionsstörung ist an eine verzögerte Elimination zu denken, es kommt zu einer verlängerten Wirkungsdauer.

Indikationen für Sufentanil in der Anästhesie: Auf Grund der im Vergleich zu Fentanyl stärkeren analgetischen und hypnosedativen Wirkungen, der größeren therapeutischen Stärke und der kürzeren Anschlagzeit ist *Sufentanil* dort indiziert, wo ausgedehnte operative Eingriffe eine gute Blockade der Schmerzafferenzen sowie eine optimale Streßabschirmung erfordern.

Dazu gehören:
- *Ausgedehnte abdominelle Operationen*, z.B. Hemikolektomie.
- *Eingriffe am offenen Herzen*, z.B. aorto-koronarer Bypass, Klappenersatz.
- *Neurochirurgische Operationen*.
- *Gefäßchirurgische Eingriffe*.

Dosierung von Sufentanil in der Anästhesiologie:
- Initialer Bolus: **0,5–1 mcg/kg KG langsam!** i.-v. (Tip: Verdünnen mit NaCl 1:1).
- Repetitionsdosis: **10–25 mcg** i.-v.
- Infusionsdosis: **0,5–1 (– 2) mcg/kg/h**. Abstellen des Perfusors ca. 45–60 Minuten vor Operationsende!

■ Erhöhte Empfindlichkeit gegenüber Opioiden

Eine erhöhte Empfindlichkeit auf Opioide tritt vor allem bei *Hypothyreose* sowie bei *multipler Sklerose* auf. Bei Hyperthyreose hingegen wird oft eine vermehrte Toleranz von Opioiden beobachtet.

Bei bestehender *Prostatahypertrophie* können Opioide eine akute Harnsperre verursachen.

■ Opioide: Zusammenfassung

Auf Grund seines pharmakokinetisch/-dynamischen Profils stellt *Sufentanil* eine Weiterentwicklung des *Fentanyl* dar. Unter Berücksichtigung seiner 7–10fach höheren Potenz unterscheidet sich Sufentanil im klinischen Einsatz nicht von Fentanyl. Auffällig ist der raschere Bewußtseinsverlust bei Einleitung mit Sufentanil. Die hämodynamischen Nebenwirkungen sind eher gering. Trotzdem lassen sich zum Teil gravierende Abfälle von Blutdruck und auch Herzfrequenz – besonders in Kombination mit *Vecuronium* oder *β-Blocker* – nicht sicher ausschließen.

Gefährdet sind auch jene Patienten, die auf Grund ihrer Grunderkrankung kompensatorisch auf einen erhöhten Sympathikotonus angewiesen sind (z. B. Hypovolämie, schwere Aortenstenose)!

Wie bei allen Anästhetika sollte daher die Dosis dem individuellen Bedarf angepaßt werden!

Andererseits bietet Sufentanil gegenüber Fentanyl bei längerer Narkosedauer einige Vorteile: Eine kürzere Aufwachphase mit einer geringeren Atemdepression in der frühen postoperativen Phase.

Erste Erfahrungen auf dem Gebiet der Analgo-Sedierung auf Intensivstationen (siehe auch unter *Sonderformen der TIVA*) zeigen, daß Sufentanil als Monosubstanz sowohl eine ausreichende Analgesie *und* Sedierung in einer Dosierung von 0,25–0,75 mcg/kg/h in sich vereinigt, ohne die Entwöhnung der Patienten vom Respirator zu verzögern.

Für Kurz-Anästhesien bleibt *Alfentanil* weiterhin das Opioid der Wahl.

Muskelrelaxanzien

Muskelrelaxanzien sind Substanzen, die eine *reversible schlaffe Lähmung* der Skelettmuskulatur hervorrufen. Diese Lähmung entsteht durch eine Hemmung der Impulsübertragung an der motorischen Endplatte des Muskels.

Hauptanwendungsgebiet der Muskelrelaxanzien ist natürlich die Anästhesie.

> Hier werden die Substanzen bei *Kombinationsnarkosen* eingesetzt, um einerseits die endotracheale Intubation zu erleichtern bzw. eine kontrollierte Beatmung zu ermöglichen. Gemeinsam mit den Opioiden helfen sie, den Anästhetikabedarf zu reduzieren, und bei bestimmten Operationen durch vollkommene Muskelerschlaffung die Operationsbedingungen zu verbessern.

Nichtdepolarisierende Muskelrelaxanzien

Zu den wichtigsten Vertretern dieser Gruppe gehören *Atracurium* (Tracrium), *Vecuronium* (Norcuron) und *Pancuronium* (Pavulon).

Diese Substanzen rufen einen *Nichtdepolarisationsblock* hervor, d.h. sie besetzen die cholinergen Rezeptoren, ohne daß ein Aktionspotential ausgelöst wird. Freigesetztes Azetylcholin trifft auf bereits besetzte Rezeptoren und kann daher nicht mehr wirken. Es liegt eine *kompetitive Hemmung* vor, da das nichtdepolarisierende Relaxans und Azetylcholin um die Besetzung des postsynaptischen Rezeptors konkurrieren.

Pharmakologische Wirkungen nichtdepolarisierender Muskelrelaxanzien

■ Lähmung der Muskulatur

Nach Injektion eines nichtdepolarisierenden Muskelrelaxans tritt zunächst eine Muskelschwäche auf, schließlich wird die Muskulatur völlig schlaff und ist motorisch nicht mehr erregbar.

Die *Lähmung der Muskulatur* läuft dabei in einer *bestimmten Reihenfolge* ab:

Zuerst werden die kleinen schnellen Muskeln an Finger, Zehen, Augen und Ohren relaxiert, danach die Muskeln von Ex-

tremitäten und Stamm und zuletzt die Interkostalmuskulatur mit dem Zwerchfell.
Die Rückkehr der Muskelfunktion erfolgt in umgekehrter Reihenfolge.

■ Wirkungen auf das autonome Nervensystem

Pancuronium blockiert die vagalen muskarinartigen Rezeptoren des Herzens.
Außerdem wird die Erregungsübertragung auf postganglionäre adrenerge Nervenendigungen durch Blockade muskarinartiger Rezeptoren gefördert. Ferner setzt Pancuronium Katecholamine frei und hemmt ihre Aufnahme in adrenerge Nervenendigungen.
Klinisch manifestieren sich diese autonomen Wirkungen als *Tachykardie* und *Blutdruckanstieg*.
Der vagolytische Effekt von Pancuronium ist eher gering, so daß die Herzfrequenz, je nach Ausgangslage, nur auf 80–90 Schläge/Minute ansteigt, einhergehend mit einer entsprechenden Zunahme des Herz-Zeit-Volumens. Bei unverändertem peripherem Widerstand steigt synchron auch der arterielle Blutdruck um ca. 20 mm Hg an.

■ Histaminfreisetzung

Atracurium kann bei Anwendung von höheren Dosen (≥ 0,6 mg/kg KG) bzw. bei nicht adäquat rascher Injektion auf nicht allergischem Wege Histamin freisetzen.
Selten kommt es dabei zur Rötung entlang der Strombahn des Injektionsgefäßes, noch seltener zu einem generalisierten Flush zusammen mit Blutdruckabfall und Tachykardie.
Eine *langsame Injektion*, aber auch die Vorgabe von H_1- bzw. H_2- Blockern bei disponierten Patienten können eine Histaminfreisetzung abschwächen oder sogar vermeiden.

■ Kardio-vaskuläre Wirkungen

Alle klinisch gebräuchlichen nichtdepolarisierenden Relaxanzien besitzen kardio-vaskuläre Nebenwirkungen.
Sie entstehen durch die Wirkungen auf das autonome Nervensystem und auch durch die Histaminfreisetzung. Als Symptome treten vor allem *Tachykardie*, *Arrhythmie* und *Blutdruckabfall* auf, bei *Vecuronium*, insbesondere in Kombination mit Opioiden, gelegentlich auch ausgeprägte *Bradykardien*.

Veränderungen von Pharmakodynamik und Pharmakokinetik

Die pharmakologische Wirkung von nichtdepolarisierenden Muskelrelaxanzien kann durch zahlreiche Faktoren beeinflußt werden.

Klinisch wichtig sind vor allem:

- Leber- und/oder Niereninsuffizienz
- Inhalationsanästhetika
- Alter

■ Niereninsuffizienz

Pancuronium wird bei Patienten mit renaler Insuffizienz langsamer aus dem Plasma eliminiert.
Vecuronium scheint bei Niereninsuffizienz vorteilhafter zu sein als Pancuronium, denn nur **10–20%** der verabreichten Substanz werden renal eliminiert, der Rest über die Galle. Seine Wirkdauer ist entsprechend nur wenig oder gar nicht verlängert.
Atracurium zerfällt durch *Hofmann-Elimination* (spontaner, nicht enzymatischer Abbau) und *Esterspaltung* rasch in inaktive Metaboliten und ist daher von der renalen als auch hepato-biliären Elimination *nahezu unabhängig*.
Daher ergibt sich die besondere Eignung von *Atracurium* bei fortgeschrittenen Leber- und Nierenerkrankungen!
Bach et al. (1990) verglichen die Anwendung von Atracurium und Vecuronium bei der Nierentransplantation. Bei vergleichbaren Gruppen von jeweils 13 Patienten mit terminaler Niereninsuffizienz wurden intraoperativ zur Relaxierung Atracurium bzw. Vecuronium eingesetzt (siehe Abb. 18). Zur Intubation wurden 0,5 mg/kg Atracurium bzw. 0,1 mg/kg Vecuronium verabreicht. Eine Repetitionsdosis wurde jeweils bei der Erholung der elektromyographischen

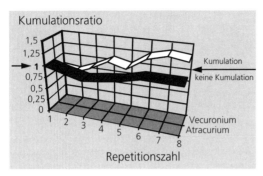

Abb. 18 Kumulationsratio von Atracurium und Vecuronium (Bach et al. 1990)

Reizantwort auf 20% des Ausgangswertes appliziert (0,1 mg/kg Atracurium bzw. 0,02 mg/kg Vecuronium).

Signifikante Unterschiede zeigten sich bei den Repetitionsintervallen, 27 +/– 9 min bei Atracurium bzw. 32 +/– 7 min bei Vecuronium sowie bei der Häufigkeit der erforderlichen Antagonisierung. In der Atracurium-Gruppe war dies nur bei einem, in der Vecuronium-Gruppe bei 5 Patienten notwendig.

■ Inhalationsanästhetika

Die für eine Relaxierung erforderlichen Blutspiegel werden durch Inhalationsnarkotika erniedrigt, so daß bei Inhalationsanästhesien geringere Dosen von Relaxanzien notwendig sind.

> Inhalationanästhetika *verstärken* dosisabhängig die *blockierende Wirkung von Muskelrelaxanzien!!*

■ Alter

Vecuronium weist bei Kleinkindern eine verlängerte Wirkdauer auf als bei größeren Kindern und Erwachsenen.

Auch *bei älteren Patienten* tritt nach Gabe von *Vecuronium* die Wirkung verzögert ein, die *Erholungszeit ist verlängert*.

Atracurium (Tracrium)

Atracurium ist ein nichtdepolarisierendes Muskelrelaxans mit mittellanger Wirkdauer. *Die Besonderheit dieser Substanz liegt in ihrem Abbau.*

Im Gegensatz zu den anderen Vertretern dieser Gruppe wird *Atracurium* rein chemisch, d.h. nicht enzymatisch auf 2 Wegen abgebaut. Erstens spontan durch die Hofmann-Elimination und zweitens durch Esterspaltung, und zwar im Ausmaß von ca. 27% (Vandenbrom et al. 1990), die unabhängig von der Pseudo-Cholinesterase erfolgt. Die Halbwertszeit dieser Vorgänge beträgt ca. 20 Minuten.

Bedingt durch seine besonderen pharmakologischen Eigenschaften ist *Atracurium* praktisch *frei von kumulativen Effekten* und zeigt geringere Streubreiten bezüglich der Blockadezeiten, insbesondere bei Vorliegen renaler und hepatischer Erkrankungen.

> Allerdings entstehen durch die Hofmann-Elimination zwei toxische Metaboliten: *Laudanosin* und *Monoacrylat*.

Laudanosin ist als Abbauprodukt des Morphin schon lange bekannt. Seine Eigenschaft, in sehr hohen Konzentrationen (>17 mcg/ml) *krampfartige Anfälle* auszulösen, wurde in vielen Untersuchungen analysiert.

Chapple et al. (1987) fanden in Untersuchungen an Mäusen, Ratten und Hunden, daß nach kontinuierlicher Laudanosin-Zufuhr Plasmakonzentrationen von 1,2 mcg/ml *keine Auswirkungen* auf die Tiere hatten.

Im Vergleich dazu zeigten Untersuchungen am Menschen, daß nach einer Bolusinjektion von 0,5 mg/kg *Atracurium* ein Spitzenwert von 0,2–0,3 mcg/ml nach 2 Minuten im Plasma gemessen werden konnte.

Bei Hunden verursachten Laudanosin-Konzentrationen > 6 mcg/ml einen Abfall von Blutdruck und Herzfrequenz, erst bei Konzentrationen > 17 mcg/ml traten epileptiforme Anfälle auf (Tab. **10**).

Der zweite Metabolit, das *Monoacrylat*, wurde von Nigrovic et al. (1989) genauer untersucht:

Tabelle **10** Laudanosin-Konzentrationen im Plasma nach klinischer Atracurium-Dosierung bei gesunden und niereninsuffizienten Patienten

Laudanosin-Plasma-Spitzenwerte:		
nach Bolusinjektion **0,5 mg/kg** Atracurium:		
nierengesunde Patienten	0,33 µg/ml	
niereninsuffiziente Patienten	0,76 µg/ml	nach Fahey et al. 1985
nach Bolusinjektion **0,3 mg/kg** Atracurium:		
nierengesunde Patienten	0,19 µg/ml	
niereninsuffiziente Patienten	0,27 µg/ml	nach Ward et al. 1986

Nach Inkubation einer Kultur isolierter Rattenleberzellen mit *Atracurium* oder dem Metabolit Monoacrylat *in 500 bis 1600facher klinischer Konzentration* wurde aus den Zellen vermehrt Laktatdehydrogenase freigesetzt. Die Autoren interpretieren diese Enzymfreisetzung als Reaktion auf die *zytotoxischen Eigenschaften* des Monoacrylats in diesen extrem hohen Konzentrationen.

Pharmakologische Wirkungen des Monoacrylats können nur festgestellt werden, wenn es in Dosen von 0,5–4 mg/kg intravenös verabreicht wird. In dieser Dosierung tritt eine dosisabhängige, neuromuskulär blockierende Wirkung auf. Weiter kann es zu einer Senkung des systolischen Blutdrucks sowie zu einer vagalen Blockade kommen.

Es sei aber noch einmal hingewiesen, daß diese Effekte erst *in mehr als 100facher Konzentration* des Monoacrylats auftreten, wie sie nach klinischer Anwendung von Atracurium gemessen werden!

Auf Grund der Ergebnisse der angeführten Studien kann man davon ausgehen, daß unter klinischen Dosierungen von Atracurium weder vom *Laudanosin*, noch vom *Monoacrylat* Konzentrationen erreicht werden, denen eine klinische oder pharmakologische Bedeutung zukommt.

Klinische Pharmakologie von Atracurium

■ Neuro-muskulär blockierende Wirkung
(nach Payne et al. 1981)

Der zeitliche Verlauf der neuromuskulären Blockade der tetanischen Reaktion durch *Atracurium* wurde in 3 verschiedenen Dosierungen verglichen, die Ergebnisse sind in Tab. **11** dargestellt.

Diese Tabelle zeigt, daß der vollständige Block nach den höheren Dosen signifikant rascher einsetzt und signifikant länger anhält.

Hat die Erholung erst einmal begonnen, so bestehen hinsichtlich der Dauer der Erholungsphase keine signifikanten Unterschiede zwischen den einzelnen Dosen. Innerhalb von *zwei* Minuten nach einer Dosis von 0,3 mg/kg und innerhalb *einer* Minute nach einer Dosis von 0,6 mg/kg war die endotracheale Intubation problemlos möglich.

Beginn und Dauer der Wirkung: Bei Injektion einer Dosis von 0,5–0,6 mg/kg werden innerhalb von 2–2,5 Minuten gute Bedingungen zur Intubation erreicht (siehe Abb.**19**). Die Wirkdauer beträgt ca. 25–30 Minuten (Tab. **12**).

Im direkten Vergleich (Gramstadt et al. 1983) mit anderen nichtdepolarisierenden Relaxanzien (Vecuronium und Pancuronium) zeigte sich, daß die Zeit bis zum Auftreten eines 95%igen Blocks bei *Atracurium* und Vecuronium ähnlich bzw. im Vergleich zu Pancuronium deutlich kürzer war.

Tabelle 11 Zeitlicher Verlauf der neuromuskulären Blockade durch Atracurium, wie er anhand der tetanischen Reaktion (50 Hz) gemessen wurde (Payne et al. 1981)

Dosis (mg/kg)	Anzahl der untersuchten Patienten	Beginn der maximalen Wirkung (min)	Dauer der maximalen Wirkung (min)	Zeit bis zur 95%igen Erholung vom Beginn der Erholung (min)
0,2	9	2,8	5,6	28,9
0,3	7	1,9**	15,5***	34,9
0,6	6	1,2***	33,7***	34,5

* Die Zahlen sind als Mittelwerte angegeben
** Signifikanter Unterschied gegenüber der Dosis von 0,2 mg/kg KG auf dem Niveau von 5%
*** Signifikanter Unterschied gegenüber der Dosis von 0,2 mg/kg KG auf dem Niveau von 0,1%

Die Dauer des Blocks war nach Vecuronium um etwas kürzer als nach *Atracurium*, doch weisen beide Substanzen eine signifikant kürzere Wirkungsdauer als Pancuronium auf:

Erholung und Aufhebung der Wirkung: Klinische Studien zeigten, daß der durch *Atracurium* induzierte neuro-muskuläre Block leicht durch Neostigmin (in Kombination mit Atropin) aufgehoben werden kann, ohne daß es zu einer Rekurarisierung kommt.

Die Spontanerholung nach *Atracurium* erfolgt aber 2–5mal rascher als nach anderen neuromuskulären Blockern (Abb. 20), so daß nicht in allen Fällen eine Antagonisierung erforderlich ist.

Kardio-vaskuläre Wirkungen

In einer Studie (Sokoll et al. 1983) zur Beurteilung der hämodynamischen Wirkungen von *Atracurium* – durchgeführt bei großen chirurgischen Eingriffen – ergaben sich bei Dosen von **0,2** bis **0,4 mg/kg KG** keine signifikanten Änderungen des arteriellen Mitteldrucks, des systemischen Gefäßwiderstandes oder des zentralen Venendrucks. Auch Herzfrequenz und Schlagvolumen blieben in dieser Dosierung stabil (Hilgenberg et al. 1983).

Erst bei Dosen höher als **0,6 mg/kg KG** kam es zu vorübergehenden kurzzeitigen Abfällen des arteriellen Blutdrucks.

Tabelle 12 Zeitlicher Verlauf* der neuromuskulären Blockade durch Atracurium, Vecuronium und Pancuronium (Gramstadt et al. 1983)

	Atracurium 0,33 mg/kg	Vecuronium 0,066 mg/kg	Pancuronium 0,075 mg/kg
Einsetzen des 95%igen Blocks (Sekunden)	161	168	215
Dauer des Blocks (Minuten)	27,6	21,9**	45,1***
Erholungszeit für 10 bis 25%ige Erholung (Minuten)	4,8	3,8	9,6***

* Die Zahlen sind als Mittelwerte angegeben
** p < 0,01 im Vergleich zu Atracurium
*** p < 0,001 im Vergleich zu Atracurium und Vecuronium

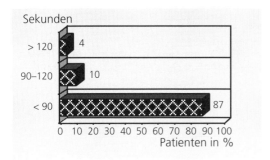

Abb. **19** Zeit bis zur Intubation bei 329 Patienten nach 0,5–0,6 mg/kg Atracurium

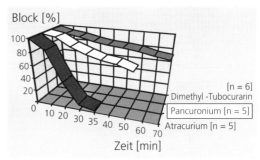

Abb. **20** Erholung der maximalen tetanischen Kontraktion des M. adductor pollicis nach neuromuskulärer Paralyse durch i.-v.-Dosen von: Atracurium, Pancuronium und Dimethyl-Tubocurarin (Payne et al. 1981)

■ **Leber- und Niereninsuffizienz**

Da der Abbau von *Atracurium* von Leber- und Nierenfunktion unabhängig ist, kann angenommen werden, daß bei Vorliegen von gestörten Organfunktionen keine Reduktion der Dosis erforderlich ist. Dies hat sich in klinischen Studien bestätigt.

Hinsichtlich der Eliminationshalbwertszeit und der Gesamt-Clearance von *Atracurium* bestehen keine Unterschiede zwischen organinsuffizienten und organgesunden Patienten (Ward et al. 1983).

■ **Atracurium und Histaminfreisetzung**

Auf die Histaminfreisetzung von *Atracurium*, besonders im oberen Dosisbereich, d.h. **ab 0,6 mg/kg**, wurde bereits hingewiesen. Dadurch können leichte Blutdruckabfälle, Hautrötungen (Flush) und gelegentlich auch ein Bronchospasmus (bei allergischer Disposition) auftreten.

Tryba et al. (1988) stellten fest, daß eine Dosis **bis 0,4 mg/kg** *Atracurium* hinsichtlich einer Histaminfreisetzung als *sicher* zu bezeichnen ist. Bei langsamer Injektion (über 75 Sekunden) führte selbst eine hohe Dosis von 0,8 mg/kg nicht zu einer Histaminfreisetzung!

Soll *Atracurium bei allergisch disponierten Patienten* (z. B. bei *Asthma bronchiale*) eingesetzt werden, so empfiehlt sich folgendes Vorgehen:

- Langsame Injektion (≥ 60 Sekunden), am besten in eine laufende Infusion.
- Eine Dosis von 0,4 mg/kg, wenn möglich, nicht überschreiten.
- Verdünnen der Atracurium-Lösung mit 0,9 % NaCl.
- Prophylaxe mit einem Antihistaminikum.

■ **Dosierung von Atracurium**

- **Intubationsdosis: 0,5 mg/kg KG i.-v.**
- **Relaxationsdosis: 0,4 mg/kg KG i.-v.**
- **Repetitionsdosis: 0,2 mg/kg KG i.-v.**

■ **Osmolarität**

Da die Atracurium-Lösung eine starke Hypotonie aufweist, ist speziell bei Anwendung im Kindesalter unbedingt eine Verdünnung **(1:1)** mit physiologischer Kochsalzlösung zu empfehlen!

■ **Kontinuierliche Infusion von Atracurium**

Die Anwendung von Muskelrelaxanzien als kontinuierliche Infusion, d.h. die Verabreichung mittels Perfusor, ist eine Methode, die im anglo-amerikanischen Raum schon seit langem eine weite Verbreitung gefunden hat.

Bisher wurde die Aufrechterhaltung einer ausreichenden neuromuskulären

Tabelle 13 Pharmakokinetisches Profil * von Atracurium bei Patienten mit Nieren- und Leberinsuffizienz im Vergleich zu „normalen" Patienten (Ward et al. 1983)

	Normale Patienten (n =6)	Nieren- u. Leberinsuffizienz (n = 6)
Dosis (mg/kg)	0,75	0,71
Verteilungshalbwertszeit (min)	2,00	2,90
Eliminationshalbwertszeit (min)	21,00	22,00
Gesamt-Clearance (ml/min/kg)	5,30	6,50
Gesamt-Verteilungsvolumen (ml/kg)	41,00	76,00

Die Zahlen sind als Mittelwerte angegeben

Blockade bei längerdauernden Eingriffen durch repetitive Bolusgaben von Relaxanzien, vor allem der lang wirkenden Substanzen, vorgenommen. Da diese aber eine *deutliche Kumulationstendenz* aufweisen können, eignen sie sich nicht zur Anwendung als kontinuierliche Infusion.

Da *Atracurium* auf Grund des Abbauweges über die Hofmann-Elimination einem von Organfunktionen und physiologischen Status der Patienten unabhängigen Spontanzerfall unterliegt, tritt hier keinerlei Kumulation auf.

Bei repetitiver Gabe von *Atracurium* während langer Operationen ist die häufige Injektion von Bolus-Dosen erforderlich. Die kurzen Zeitabstände zwischen den Boli durch die rasche Erholung von der neuromuskulären Blockade werden als große Nachteile der repetitiven Verabreichung angesehen.

Diese Nachteile fallen bei der kontinuierlichen Infusion von *Atracurium* weg, da ein gleichbleibend tiefer Relaxationsgrad aufrechterhalten werden kann (Abb. 21). Der Grad der neuromuskulären Blockade muß dann mit einem Nervenstimulator überwacht werden.

Praktische Durchführung: Die Intubation wird nach einem Bolus von 0,4–0,5 mg/kg KG *Atracurium* durchgeführt, sobald eine vollständige neuromuskuläre Blockade erreicht ist.

Nach ca. 15–20 Minuten bzw. bei Auftreten der 1. Zuckung nach TOF-Stimulation wird die Atracurium-Infusionspumpe mit einer Dosierung von 0,4 mg/kg/h (**0,35–0,5 mg/kg/h**) gestartet. Danach wird die Infusionsrate auf das gewünschte Blockadenniveau titriert.

Ca. 25–30 Minuten vor Ende der Operation wird die Infusionspumpe abge-

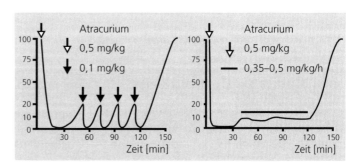

Abb. 21 Vergleich der repetitiven Gabe von Atracurium mit der Verabreichung als kontinuierliche Infusion

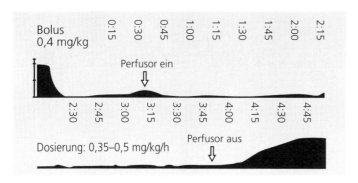

Abb. 22 Atracurium als kontinuierliche Infusion. (Relaxogramm nach Dr. R. Schönstedt, Heidelberg)

stellt, wonach sich die Erholung von der neuromuskulären Blockade, unabhängig von der Infusionsdauer, wieder einstellt (s. Abb. 22).

Vecuronium (Norcuron)

Vecuronium (-bromid) ist ein Steroid-Analog von Pancuronium mit mittellanger Wirkdauer, dessen Pharmakokinetik durch Umverteilungsphänomene und die vorwiegend *biliäre* Elimination der Substanz charakterisiert ist.

Während die Verläufe der neuromuskulären Blockade nach einer Einzeldosis *Vecuronium* oder Atracurium vergleichbar sind, verlängert sich der Erholungsindex von Vecuronium bei Erhöhung der verabreichten Gesamtdosis deutlich mehr als der von Atracurium (Mellinghoff 1994).

Im Gegensatz zu anderen nichtdepolarisierenden Relaxanzien beeinflußt die Substanz, selbst in hohen Dosen, *nicht* die Funktion autonomer Ganglien und muskarinartiger postganglionärer Rezeptoren.

Eine Histaminfreisetzung tritt bei *Vecuronium* in klinischer Dosierung nicht auf.

Der Abbau von *Vecuronium* erfolgt überwiegend in der Leber, die Metaboliten werden *biliär* und, zu einem geringen Teil, auch renal ausgeschieden.

■ Kardio-vaskuläre Nebenwirkungen

Vecuronium weist, auch in hohen Dosierungen, die geringsten kardio-zirkulatorischen Nebenwirkungen unter den nichtdepolarisierenden Muskelrelaxanzien auf!

Insbesondere *fehlt* ein *vagolytischer Effekt* mit Zunahme der Herzfrequenz (= atropinartige Wirkung durch Blockade der kardialen muskarinartigen Rezeptoren) wie beim *Pancuronium*.

Allerdings können fallweise, vor allem in Kombination mit Etomidat oder Opioiden, ausgeprägte *Bradykardien* auftreten.

■ Wirkungseintritt und -dauer

Nach Injektion einer Intubationsdosis von 0,1 mg/kg KG treten innerhalb von 2 Minuten gute Intubationsbedingungen ein.

Die Wirkungsdauer von *Vecuronium* beträgt zirka 20–30 Minuten.

■ Dosierung von Vecuronium

Intubationsdosis: 0,1 mg/kg KG i.-v.
Repetitionsdosis: 0,05 mg/kg KG i.-v.

Bei Patienten mit Leber- und Gallenwegserkrankungen sind eventuell geringere Dosen erforderlich.

Pancuronium (Pavulon)

Pancuronium (-bromid) stellt noch immer ein sehr gebräuchliches Muskelrelaxans dar, es wurde bereits 1968 in die klinische Praxis eingeführt. *Pancuronium* ist ein biquaternäres Ammoniumsteroid mit curariformer Wirkung auf die motorische Endplatte.

Wirkungseintritt: Mit einer Dosis von 0,04 mg/kg KG tritt nach ca. 45 Sekunden die relaxierende Wirkung ein, erst nach etwa 4,5 Minuten ist die Wirkung maximal ausgeprägt. In höherer Dosierung tritt die Wirkung schneller ein, bei einer Intubationsdosis von 0,08–0,1 mg/kg KG nach ca. 30 Sekunden, mit einem Maximum nach etwa 3 Minuten.

D. h., bis zum Eintritt einer ausreichenden Relaxierung muß der Patient überbrückend mit der Maske *beatmet* werden!!

Für die rasche („Crush-") Intubation beim nicht nüchternen Patienten ist Pancuronium absolut ungeeignet!

Wirkungsdauer: Eine Dosis von 4 mg *Pancuronium* wirkt ca. 45 Minuten. Wiederholte Nachinjektionen verlängern jedoch die Wirkungsdauer erheblich. Dann muß unbedingt mit *Neostigmin* antagonisiert oder der Patient ausbeatmet werden.

Wirkungsverstärkung: Die Wirkung von Pancuronium kann durch folgende Kombinationen bzw. Faktoren *verstärkt* werden:

- *Inhalationsanästhetika.*
- *Antibiotika:* z.B. Aminoglykoside oder Metronidazol
- *Hypothermie:* der neuromuskuläre Hemmeffekt wird verlängert
- *Hypokaliämie:* z.B. nach rezidivierendem Erbrechen oder Diarrhoe
- *Hypokalzämie:* z.B. nach massiven Bluttransfusionen

Metabolismus: Pancuronium wird etwa zur Hälfte (40–50%) innerhalb von 24 Stunden über die Nieren ausgeschieden und zu etwa 20–40% in der Leber metabolisiert. Diese Metaboliten (3-OH-, 17-OH- und 17-di-OH-Derivate) besitzen ebenfalls noch eine relaxierende Wirkung!

So können mit genauen elektromyographischen Methoden *noch Restwirkungen festgestellt* werden, obwohl sich die Muskelfunktion klinisch bereits wieder normalisiert hat.

Die *Plasma-Eliminationshalbwertszeit* beträgt etwa 110–120 Minuten.

Kontraindikationen:
- Allergien (auch gegen Brom)
- Anamnestisch bekannte Intubationsschwierigkeiten.

Nebenwirkungen: Bedingt durch seine kardioselektive vagolytische Eigenwirkung kommt es nach Pancuroniumgabe zu folgenden kardio-vaskulären Nebeneffekten:

- Anstieg der Herzfrequenz.
- Anstieg des mittleren arteriellen Blutdrucks sowie
- Anstieg des Herzminutenvolumens

Weiters können noch folgende Symptome auftreten:
- Gesteigerte Speichelsekretion
- Verlängerte Blockade durch Kumulation
- Bronchospasmus (selten)

Dosierung von Pancuronium:

- Erwachsene und Kinder: (0,04–0,08)–0,1 mg/kg KG i.-v. zur Intubation
- Repetitionsdosen: 0,5–2 mg i.-v..
- Neugeborene: 0,03–0,08 mg/kg KG i.-v.

Anhang: Neue Muskelrelaxanzien – erste klinische Erfahrungen

Mivacurium

Mivacurium ist ein kurzwirkendes, nichtdepolarisierendes Benzylisochinolin-Muskelrelaxans. Es wurde 1992 in den USA und 1993 in England für die klinische Anwendung zugelassen.

Chemische Struktur: Zwei Esterbindungen zwischen den quaternären Ammoniumgruppen der Substanz erlauben eine rasche Hydrolyse durch die Plasma-Cholinesterase. Mivacurium wird als Lösung zur i.-v.-Injektion hergestellt und kann – im Gegensatz zu Atracurium – bei Raumtemperatur gelagert werden.

Metabolismus: Metabolismus und Wirkdauer von *Mivacurium* werden vor allem von der Geschwindigkeit seiner Hydrolyse bestimmt, die wiederum von der Aktivität der Plasma-Cholinesterase abhängt.

Entstehende Metaboliten weisen keinerlei neuromuskuläre, kardio-vaskuläre oder autonome Aktivität auf. Die Eliminationshalbwertszeit von *Mivacurium* beträgt nur 3 Minuten.

Die Anschlagzeit von *Mivacurium* wird nach zweifacher ED_{95} mit 2–2,5 Minuten angegeben (ED_{95} ist jene Dosis, die eine 95%ige, also fast vollständige Muskelerschlaffung bewirkt).

Die durchschnittliche Wirkdauer nach 150 mcg/kg KG *Mivacurium* wird mit 18 (12–27) Minuten angegeben (Mellinghoff 1994).

Nebenwirkungen: Die Histaminfreisetzung ist die wichtigste Nebenwirkung, besonders nach schneller Injektion höherer Dosen von Mivacurium (> 0,2 mg/kg).

Leber- und Niereninsuffizienz: Die Wirkdauer von *Mivacurium* ist bei Patienten mit eingeschränkter Leberfunktion bis zu 3mal länger und bei Patienten mit eingeschränkter Nierenfunktion etwa 1,5 mal länger als bei Patienten, deren Organfunktionen nicht eingeschränkt sind.

Alter: **Kinder** benötigen für eine vollständige neuromuskuläre Blockade eine um ca. 30% höhere Dosis *Mivacurium* als Erwachsene. Die Wirkdauer hingegen ist hier auf die Hälfte des Werts für Erwachsene verkürzt.

Dosierung von Mivacurium:

- *Intubationsdosis:* 0,2 mg/kg KG i.-v., für Erwachsene und im Kindesalter.
- *Repetitionsdosis:* 0,05–0,1 mg/kg KG i.-v..
- *Kontinuierliche Infusion:*
  bei Erwachsenen: (6–7)–10 mcg/kg/min $\cong$ 0,40–0,60 mg/kg/h.
  bei Kindern: 10–15 mcg/kg/min $\cong$ 0,60–0,90 mg/kg/h.

Rocuronium

Rocuronium (= *R*apid *O*nset ve*Curonium*, Org 9426) ist ein *mittellang* wirkendes, steroidales Muskelrelaxans mit einer kurzen Anschlagzeit, das sich derzeit noch im Stadium der klinischen Prüfung befindet.

Chemische Struktur: Seine chemische Struktur ähnelt der von Vecuronium bzw. von Pancuronium. Im Unterschied zu Pancuronium und in Analogie zu Vecuronium besitzt *Rocuronium* nur eine quaternäre Ammoniumgruppe, damit eine deutlich geringere neuromuskuläre Potenz, was auch zu seiner schnellen Anschlagzeit beiträgt (Bowman 1990).

Rocuronium kann als Lösung zur i.-v.-Injektion hergestellt werden, da die Substanz in Lösung stabil ist.

Metabolismus: Rocuronium wird in den ersten 6 Stunden nach Injektion zu mehr als 50% biliär eliminiert, lediglich ca. 10% der verabreichten Dosis werden renal ausgeschieden. Metaboliten hat man beim Menschen nicht nachweisen können.

Die Eliminationshalbwertszeit von *Rocuronium* wird mit 70 Minuten angegeben.

Die *Anschlagzeit* von *Rocuronium* ist dosisabhängig, in äquipotenten Dosierungen jedoch deutlich kürzer als die anderer nichtdepolarisierender Muskelrelaxanzien. Nach einfacher ED_{95} (siehe oben) liegt sie bei ca. 2,5 Minuten und verkürzt sich bei 3facher ED_{95} auf 60–70 Sekunden (Mellinghoff 1994).

Die *Wirkdauer* beträgt nach einfacher ED_{95} im Mittel 14 (8–18) Minuten. Zur Intubation geeignete Dosen verkürzen zwar die Anschlagzeit erheblich, verlängern aber ebenso die Wirkdauer.

Nebenwirkungen: Ein Anstieg der Herzfrequenz um bis zu 36% nach 0,6 mg/kg KG *Rocuronium* ist fallweise als Nebenbefund berichtet worden.

Ein Ansteigen des Plasma-Histaminspiegels konnte auch nach höheren Dosierungen nicht festgestellt werden.

Leber- und Niereninsuffizienz: Bei Patienten mit eingeschränkter Nierenfunktion sind Verteilungsvolumen und Eliminationshalbwertszeit um 30–40% vergrößert bzw. verlängert. Clearance und pharmakodynamische Parameter sind dabei nicht beeinflußt. Damit ist die Elimination von *Rocuronium* weniger von intakter Nierenfunktion abhängig als die von Vecuronium.

Im Gegensatz zu Vecuronium ist die Wirkdauer nach *Rocuronium* bei Patienten mit eingeschränkter Leberfunktion jedoch verlängert.

Alter: Bei älteren Patienten wird eine um 20–40% verzögerte Anschlagzeit und Erholungsphase nach einfacher ED_{95} beobachtet.

Im Kindesalter ist die ED_{95} von *Rocuronium* um etwa 30% höher als bei Erwachsenen.

Doxacurium

Doxacurium ist ein hochpotentes *langwirkendes*, nichtdepolarisierendes Muskelrelaxans, das wie Atracurium und Mivacurium zu den Benzylisochinolinen gehört. Es wurde 1992 in den USA für die klinische Verwendung zugelassen.

Chemische Struktur: Doxacurium besteht aus einer Mischung aus 5 Stereoisomeren eines biquaternären Benzylisochinolin-Diesters. Es wird als Lösung zur i.-v.-Injektion hergestellt und kann bei Raumtemperatur gelagert werden.

Metabolismus: Für *Doxacurium* ist die renale Ausscheidung der unveränderten Substanz der wesentliche Eliminationsweg: In den ersten 12 Stunden nach Applikation werden so ca. 25–40% des verabreichten *Doxacurium* ausgeschieden. Die Eliminationshalbwertszeit beträgt 70–99 Minuten. Der Anteil einer biliären Elimination von Doxacurium ist nicht bekannt.

Doxacurium ist mit einer ED_{95} von 25–30 mcg/kg das derzeit potenteste klinisch verfügbare Muskelrelaxans. Seine neuromuskuläre Potenz ist damit 2–3mal so hoch wie die von Pancuronium.

Die *Anschlagzeit* von *Doxacurium* ist sehr lang: Nach 2,5 facher ED_{95} wurden bei einer mittleren Anschlagzeit von 5 Minuten Zeiten zwischen 3 und 10 Minuten gemessen (Mellinghoff 1994).

Die *Wirkdauer* beträgt nach einfacher ED_{95} 60–80 Minuten, nach 2,5facher ED_{95} 125–164 Minuten.

Nebenwirkungen: Doxacurium ist ein Muskelrelaxans ohne kardio-zirkulatorische Nebenwirkungen in klinischen Dosierungen.

Ein Anstieg des Plasma-Histaminspiegels konnte nicht beobachtet werden.

Leber- und Niereninsuffizienz: Bei Patienten mit eingeschränkter Nierenfunktion verdoppelt sich etwa die Eliminationshalbwertszeit von *Doxacurium* von 99 auf 221 Minuten und die Wirkdauer von 67 auf 121 Minuten.

Alter: Bei älteren Patienten (≥ 70 Jahre) verlängert sich die Wirkdauer von *Doxacurium* im Vergleich zu jüngeren Erwachsenen um 35–45% auf 97–105 Minuten.

Für die Anwendung von *Doxacurium* im Kindesalter wird eine Wirkdauer von 25–28 Minuten beschrieben, die damit nur etwa halb so lang ist wie die von gesunden Erwachsenen.

Nichtdepolarisierende Muskelrelaxanzien – Zusammenfassung

Unter den *nichtdepolarisierenden Muskelrelaxanzien* sind Atracurium, Rocuronium und Vecuronium *mittellang* wirkende Substanzen, Doxacurium ein *langwirkendes* und Mivacurium ein *kurzwirksames* Muskelrelaxans.

Rocuronium zeichnet sich durch seine schnelle Anschlagzeit aus, und Vecuronium hat vergleichsweise wenig unerwünschte kardio-zirkulatorische Nebenwirkungen.

Als besondere Eigenschaft von Atracurium und Mivacurium gilt deren spezielle Inaktivierung und Metabolismus.

Im klinischen Alltag sollte mittellang- und kurzwirkenden Muskelrelaxanzien der Vorzug gegeben werden, da sich dadurch am ehesten eine postoperative Restwirkung vermeiden läßt.

Die nur langsame Erholung nach Applikation langwirkender Muskelrelaxanzien läßt ihre Verwendung nur dann sinnvoll erscheinen, wenn eine postoperative Nachbeatmung vorgesehen ist bzw. für eine ausreichende Antagonisierung einer möglichen Restblockade gesorgt wird.

In jedem Fall setzt eine sachgerechte Anwendung von Muskelrelaxanzien die apparative Überwachung ihrer Wirkung voraus. Dazu ist zumindest ein peripherer Nervenstimulator notwendig.

Im direkten Vergleich mit Atracurium und Vecuronium bringen die neueren Substanzen kaum echte Vorteile, speziell was die Anschlagzeiten betrifft.

Diese sind für den schon lang gehegten Wunsch, das *Succinylcholin* mit seinen bekannten Nachteilen durch ein nichtdepolarisierendes Muskelrelaxans zu ersetzen, noch immer zu lang. Hier wird uns die Forschung in naher Zukunft sicher neue Alternativen bieten können.

Totale Intravenöse Anästhesie (TIVA)

- Die TIVA stellt die „*reinste*", die maximalste Form der intravenösen Anästhesie dar. Hier wird auf den supplementierenden Effekt von *Stickoxydul* zur Gänze verzichtet. Dadurch ergibt sich die Notwendigkeit, die Dosierung des i.-v..- Anästhetikums gegenüber der IVA zu erhöhen.
- Auf der anderen Seite aber erlaubt dieses Narkoseverfahren, sich speziellen Anforderungen an die Beatmung anzupassen, z.B an die *High Frequency Jet Ventilation* im HNO-Bereich (mikrolaryngeale Operationen).
- Eine weitere Anwendung ergibt sich bei Notwendigkeit hoher Sauerstoffkonzentrationen bei Eingriffen an der Lunge in der Thoraxchirurgie („one lung anaesthesia").
- Es gibt eine Reihe von Anwendungen, bei denen der Einsatz von Lachgas kontraindiziert ist, bzw. als nicht erwünscht angesehen wird:

- Bei langen Operationen in der Abdominalchirurgie, bei denen sich eine Anreicherung von Lachgas in den Darmschlingen (Ileus) negativ auswirkt (Sear 1991).
- Bei Operationen am Mittelohr.
- In der Neurochirurgie (Pneumozephalus).
- Beim (nicht drainierten) Pneumothorax.

- Last not least ist die TIVA ein Verfahren, mit dem die Kontamination der Raumluft mit allen volatilen Anästhetika, inklusive Lachgas, im Operationssaal und/oder im Aufwachraum absolut vermieden werden kann!

Synergismus von Pharmaka bei der TIVA: Die Vorteile der Kombination von verschiedenen Anästhetika mit Opioiden sowie Muskelrelaxanzien sind bei der TIVA nicht von der Hand zu weisen (McKay 1991).

Nach Gabe von Opioiden werden geringere Dosen des Anästhetikums zur Einleitung gebraucht.

Bei einer kombinierten Applikation, z. B. von Propofol und Ketamin, wird ein stabileres Kreislaufverhalten (Schüttler et al. 1991) beobachtet als nach isolierter Anwendung beider Stoffe, d.h. unerwünschte Nebenwirkungen, wie Hypotension nach Propofol sowie psychomimetische Wirkungen nach Ketamin werden kompensiert.

Klinische Erfahrungen mit der TIVA reichen von der *HNO-Chirurgie* bis zu großen Eingriffen in *Abdominal-*, *Thorax-*, *Augen-*, und *Neurochirurgie* sowie im Bereich der *ambulanten Tageschirurgie*:

TIVA in der Neurochirurgie

Die *Neuroleptanästhesie* verdrängte von Mitte der sechziger Jahre an die zuvor in der Neurochirurgie bevorzugte *Halothannarkose*. Die Kombination eines Hypno-Analgetikums mit einem Neuroleptikum erwies sich als geeignet für eine Anästhesie ohne die unerwünschten Wirkungen des Halothans auf den zerebralen Blutfluß (CBF) und den intrakraniellen Druck (ICP).

Als weiterer Vorteil galten die bessere Streßprotektion (Erhöhung der zerebralen Ischämietoleranz), die kürzere Aufwachphase und die fehlende Myokarddepression.

Mit zunehmender Verbreitung zeigten sich auch die *Nachteile der Neuroleptanästhesie*:

– Durch die ungleichmäßige Schmerzintensität erwies sich die Steuerbarkeit als mangelhaft mit der Folge von unerwünschten Blutdruckschwankungen.

– Nach hohen Fentanyldosen kam es zur postoperativen Atemdepression, so daß eine frühe Extubation nicht mehr möglich war.

Die Verwendung von *Etomidat* in der Neurochirurgie hielt sich durch dessen Nebenwirkungen, nämlich Myoklonien und die Hemmung der NNR-Funktion, in Grenzen. So erlebte die Inhalationsanästhesie mit dem *Isofluran* Anfang der achtziger Jahre eine Renaissance.

Erst die pharmazeutischen und technischen Entwicklungen der letzten 10 Jahre, wie die neuer Hypnotika (Propofol), kürzer wirksamer Analgetika (Sufentanil) und besser steuerbarer Muskelrelaxanzien sowie programmierbarer Perfusoren ermöglichten wieder den Vormarsch der TIVA in der Neuroanästhesie.

Barbiturate

Barbiturate werden seit ihrer Einführung in die klinische Praxis für die Einleitung in der Neuroanästhesie verwendet. Sie gelten als Standard zur Beurteilung einer medikamentösen Zerebro-Protektion. Sie senken dosisabhängig den zerebralen Stoffwechsel. Der zerebrale Blutfluß (CBF) nimmt ab und infolge der Abnahme des zerebralen Blutvolumens (CBV) sinkt auch der intrakranielle Druck (ICP).

Kennzeichnend für die Pharmakodynamik der Barbiturate ist die *Myokarddepression*, für die Pharmakokinetik die *Kumulation*, wodurch eine Langzeitgabe der Barbiturate (mittels Perfusor) unmöglich wird!

Etomidat

Etomidat senkt den zerebralen Sauerstoffverbrauch in etwas geringerem Ausmaß wie Barbiturate. Myokarddepression und Kumulation sind auch deutlich geringer.

Die Anwendung von Etomidat hat wegen des Auftretens von *Myoklonien* und auf Grund der Diskussion über die *Suppression der Kortisolsynthese* nachgelassen.

Das in Propylenglykol gelöste Präparat (*Hypnomidate*) ist stark hyperosmolar und damit venenreizend. Gemäß der Empfehlung des Herstellers soll die Verabreichung auf **40 ml** je Patient und Narkose begrenzt werden (BRD: Rote Liste 1992). Dies schließt die Verwendung von Etomidat für längere Eingriffe aus.

Bei Verwendung von Sojabohnenöl als Lösungsmittel ist das Präparat (*Etomidat Lipuro*) annähernd isoosmolar und damit besser venenverträglich. Eine Maximaldosis wird vom Hersteller nicht angegeben.

Propofol

Die zerebrale Pharmakodynamik von *Propofol* ist durch Abnahme des zerebralen Sauerstoffverbrauchs, des zerebralen Blutflusses (CBF) und des intrakraniellen Drucks (ICP) gekennzeichnet (Stephan et al. 1987).

Die zerebrale Autoregulation und die CO_2-Reagibilität bleiben erhalten.

Propofol wird deshalb verstärkt als Bestandteil der TIVA in der Neuroanästhesie eingesetzt. Dazu gehören eine Vielzahl verschiedener Eingriffe, darunter diagnostische Verfahren sowie spinale und intrakranielle Operationen bei Tumoren und Aneurysmen (s. Tab 14).

Besonders wird dabei auf die gute hämodynamische Stabilität bei der Verwendung von *Propofol* – meist in Kombination mit Fentanyl – hingewiesen (Motsch; Von Goesseln 1991).

Propofol gilt auch nach Langzeitgabe wegen seiner fehlenden Kumulation als vorteilhaft, wenn der Patient nach einem intrakraniellen Eingriff zur neurologischen Beurteilung frühzeitig wieder extubiert werden soll.

Aufwachphase: Im Verhältnis zur oftmals langen Dauer neurochirurgischer Operationen erfolgt das Aufwachen aus der Narkose mit *Propofol* bemerkenswert rasch.

Nach ca. 5,5 Stunden Operationsdauer waren die Zeiten bis zum Öffnen der Augen, Reagieren auf Aufforderung, Sprechen bis zur vollständigen Orientierung nach der Anästhesie mit *Propofol* jeweils signifikant kürzer als nach Thiopental/Isofluran (siehe auch Abb. **23** nach Ravussin et al. 1988).

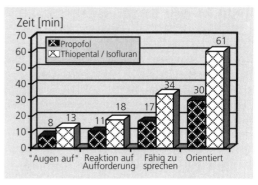

Abb. **23** Aufwachen nach neurochirurgischen Eingriffen mit Propofol oder Thiopental/Isofluran (nach Ravussin et al. [1988])

Tabelle **14** Verwendung von Propofol zur Einleitung und Aufrechterhaltung der Anästhesie bei neurochirurgischen Eingriffen

Autor	Patienten-Anzahl Art des Eingriffs	Propofol Einleitungsdosis	Aufrechterhaltungsdosis
Allan et al. (1989)	n = 50 zerebrale Angiographie	Infusion 99 ml/h Fentanyl 50 µg	Propofol 10-8-6 mg/kg/h Fentanyl 2–3 µg/kg/h
Bone & Bristow (1991)	n = 16 stereotaktische Eingriffe	Propofol 1,7 mg/kg Fentanyl 2µg/kg Vecuronium 0,1 mg/kg	Propofol 10mg/kg/h, 10 min 8 mg/kg/h, 10 min dann 6 mg/kg/h
Goekel et al. (1991)	n = 60 spinale Eingriffe	Propofol 1–2 mg/kg Fentanyl 2 µg/kg *oder* Alfentanil 20 µg/kg	Propofol 2–3 mg/kg/h Fentanyl 2–3 µg/kg/h *oder* Alfentanil 50–60 µg/kg/h
Jansen et al. (1990)	n = 22 intrakranieller Tumor	Propofol 2 mg/kg Fentanyl 10µg/kg *oder* Sufentanil 1µg/kg Pancuronium 0,1 mg/kg	Propofol 12-9-6 mg/kg/h Fentanyl 120 µg/kg/h *oder* Sufentanil 12 µg/kg/h

TIVA in der ambulanten Tageschirurgie

Bei ambulanten Anästhesien ist die rasche Wiedererlangung der Vigilanz ein zentrales Ziel und bestimmend für die Auswahl des Narkoseverfahrens.

Üblicherweise wird eine bedingte Straßen-(verkehrs)fähigkeit – in Begleitung eines Erwachsenen – nach einer Allgemeinanästhesie mit Barbiturateinleitung und Aufrechterhaltung durch Inhalationsanästhetika nach 2–4 Stunden erreicht.

Einige klassische, an der Klinik gebräuchliche Verfahren, wie z.B. die Neuroleptanästhesie, scheiden auf Grund der langen Wirkdauer der verwendeten Medikamente (Droperidol) von vornherein aus.

Durch die Verfügbarkeit von *Propofol* einerseits und *Alfentanil* andererseits, die auf Grund ihrer pharmakokinetischen Daten nicht zur Kumulation neigen und Halbwertszeiten in der Größenordnung von 10–30 Minuten aufweisen, bekam die TIVA für die ambulante Anästhesie eine zunehmende Bedeutung.

Viele Studien zeigen nach Einleitung mit Propofol im Vergleich zu den Barbituraten eine schnellere Erholung und auch ein besseres Allgemeinbefinden der Patienten (van Doze et al. 1989; Olesen et al. 1991).

Insbesondere die Inzidenz an Nebenwirkungen, wie Übelkeit, Erbrechen, Schwindel und Kopfschmerz konnte, im Vergleich zu einer Thiopental/Isofluran-Anästhesie, signifikant gesenkt werden (Schaer et al. 1990).

Gerade diese Vorteile kommen ambulanten Patienten, die nicht durch ausgedehnte Eingriffe beeinträchtigt sind, zu gute.

Dosierung für die TIVA in der klinischen Praxis

Intravenöse Anästhetika

Propofol

Einleitung:

IVA
- **2,0–2,5 mg/kg KG** langsam intravenös (über 1 Minute!)

TIVA
- **1,5–2,0 (2,5) mg/kg KG** langsam intravenös (über 1 Minute!)

Am besten mit „Bolusfunktion" eines Perfusors.

Aufrechterhaltung: („Step-down"-Schema nach Roberts et al. 1988)

IVA
- **10–8–6 mg/kg/h** intravenös
  Reduzieren der Dosis nach jeweils ca. 10–15 Minuten.

TIVA
- **12–10–8 (6) mg/kg/h** intravenös
  Reduzieren der Dosis nach jeweils ca. 10–15 Minuten.

> *Zu beachten*:
> Reduzieren der Dosierungen nach klinischen Zeichen bei Patienten der *ASA-Klassen III und IV* sowie bei *älteren* (meist hypovolämischen) *Patienten*.

Regionalanästhesie:
- **1,0–3,0 mg/kg/h** intravenös.
  Reduzierung des Angstniveaus bereits ab 1 mg/kg/h.
  Zunahme der Amnesie bei höherer Dosierung.

Midazolam

Bolus:
- 0,03–0,3 mg/kg KG intravenös

Aufrechterhaltung:
- 0,03–0,1 (0,2) mg/kg/h intravenös

Opioide

Fentanyl

Bolus:
- 3–6 mcg/kg KG intravenös

Fentanyl-Perfusor:

Zubereitung: 30 ml Fentanyl auf 50 ml NaCl = 0,03 mg/ml = 30 mcg/ml.
- 0,002–0,006 mg/kg/h (= 2–6 mcg/kg/h) intravenös

Abschalten des Fentanyl-Perfusors ca. 30–45 Minuten vor dem Operationsende!

Alfentanil

Initialer Bolus:
- 40 +/– 20 mcg/kg KG intravenös (McDonnell et al. 1982).

Repetitionsdosis:
- 7–10 mcg/kg KG i.-v.. für ca. 10–15 Minuten.

Wenn die Spontanatmung erhalten werden soll:
- 10 mcg/kg KG langsam intravenös (Freye 1991a)

„On-top-Dosierung" nach längerer Analgesie mit Fentanyl:
- 10–15 mcg/kg KG intravenös

Aufrechterhaltung durch Infusion:

Zur Beibehaltung eines ausreichenden therapeutischen Plasmaspiegels von 0,40 mg/l (400 ng/ml) wird eine Zufuhr von
- 1,0–1,5 mcg/kg/min Alfentanil benötigt (Henschel 1991).

Sufentanil

Initialer Bolus:
- 0,5–1 mcg/kg KG *langsam!* intravenös (Tip: Verdünnen mit NaCl 1:1).

Repetitionsdosis:
- 10–25 mcg intravenös

> **Cave:** Hypotonie und Atemstillstand!

Sufentanil-Perfusor:

Dosierung:
- 1 (– 2) mcg/kg/h intravenös

Abschalten des Sufentanil-Perfusors ca. 45 (– 60) Minuten vor dem Operationsende!

Muskelrelaxanzien

Atracurium

Intubationsdosis:
- 0,5 mg/kg KG langsam intravenös

Atracurium-Perfusor:

0,30 / 0,35–0,5 mg/kg/h intravenös

Abschalten des Atracurium-Perfusors ca. 20–25 Minuten vor dem Operationsende!

Vecuronium

Intubationsdosis:
- 0,1 mg/kg KG intravenös

Vecuronium-Perfusor: Zubereitung: *20 mg auf 40 ml Aqua bidest. = 0,5 mg/ml.*

Dosierung:
- 0,08 mg/kg/h intravenös

Abschalten des Vecuronium-Perfusors ca. 30 Minuten vor dem Operationsende!

Pancuronium

Intubationsdosis:

- 0,04–0,1 mg/kg KG intravenös

Pancuronium-Perfusor:

Zubereitung: *6 mg auf 50 ml NaCl.*

- 0,04–0,06 (0,08) mg/kg/h ≅ 0,16 ml/kg/h intravenös

Abschalten des Pancuronium-Perfusors ca. 45 Minuten vor dem Operationsende!

Sonderformen der TIVA

Kombination von Propofol mit Ketamin nach Prof. Schüttler

(Schüttler et al. 1991)

Die alleinige Anwendung von Ketamin, das die Atmung bei üblicher, klinischer Dosierung im Vergleich zu den Opioiden nur geringfügig beeinflußt und über eine hämodynamisch stimulierende Wirkung verfügt **(Reves et al. 1987)**, ist auf Grund seiner psychomimetischen Effekte – wie bereits erwähnt – sehr eingeschränkt.

Greift man aus den möglichen Kombinationen, die sich für die Realisierung der TIVA anbieten, diejenige von *Propofol* und *Ketamin* heraus, so weist diese eine *hohe Attraktivität* auf. Denn in dieser Kombination können die unerwünschten Nebenwirkungen des einen durch die gleichzeitige Applikation des jeweilig anderen Pharmakons kompensiert werden.

Prämedikation: Die Prämedikation soll auch Atropin als Bestandteil enthalten, um einer gesteigerten Salivation durch Ketamin vorzubeugen.

■ **Dosierungen**
(s. auch Tab. 15)
Zur Erhaltung stabiler Kreislaufverhältnisse wird die Einleitung der Narkose mit Ketamin langsam intravenös begonnen und dann mit Propofol komplettiert.

Wie die Ergebnisse der Studie von Schüttler zeigen, kam es bei keinem Patienten zu einem Absinken von Blutdruck oder Herzfrequenz. Auch während des Operationsverlaufs blieben die kardiovaskulären Parameter weitgehend stabil.

Die für Ketamin sonst typischen psychomimetischen Effekte wurden in der Kombination mit Propofol in keinem Fall beobachtet, d.h. Halluzinationen oder Traumerlebnisse blieben aus.

Die erzielten Blutspiegel für Propofol lagen während der Anästhesie mit 2,5–3,0 mcg/ml absolut im therapeutischen Bereich mit einer guten hypnotischen Wirkung.

Tabelle **15** TIVA-Schema (nach Schüttler et al. 1991)

	Ketamin	Propofol
Einleitung: Bolus – langsam i.-v.	zuerst 1,0 mg/kg KG	dann 1–1,5 mg/kg KG
Aufrechterhaltung: Perfusor	1–2 mg/kg/h	10–12 mg/kg/h 6–8 mg/kg/h
Narkosevertiefung: Bolus	0,5 mg/kg KG	0,5 mg/kg KG
Ausleitung: Abstellen des Perfusors	15–20 min vor Operationsende	5–10 min vor Operationsende

Die Plasmaspiegel für Ketamin ergaben Werte zwischen 0,5 und 1,3 mcg/ml. Damit war eine analgetische Wirkung sicher gegeben.

Gegenüber der Kombination von Ketamin und Midazolam, bei der über sehr lange Aufwachzeiten berichtet wurde (Crozier et al. 1989), werden die Patienten hier weitaus schneller wach.

Zusammenfassend läßt sich dieses TIVA-Schema wie folgt charakterisieren:
Die Kombination von Propofol und Ketamin ist eine gute Alternative zur Propofol-Opioid-Anästhesie, da ein in der Einleitungsphase durch Propofol – besonders nach zu schneller Applikation – induzierter Blutdruckabfall vermieden werden kann.

Weiterhin wird die Sicherheit der Patienten in der postoperativen Phase erhöht, da es zu keiner länger anhaltenden respiratorischen Insuffizienz kommt.

Unter diesen Bedingungen eignet sich dieses Verfahren für viele kleinere, oft *sehr schmerzhafte Eingriffe,* wie

- Repositionen nach Frakturen und Luxationen
- bei Phimose-Operationen
- häufige Verbandswechsel nach Verbrennungen sowie bei
- Risikopatienten mit Hypovolämie oder mit
- obstruktiven Atemwegserkrankungen
- Eine ganz andere Indikation stellt der *Einsatz in der Notfallmedizin* zur Bergung von verunfallten, meist polytraumatisierten Patienten dar.

Intravenöse Sedierung bei Operationen in Lokalanästhesie

Die Regionalanästhesie spielt eine zunehmend wichtige Rolle in der modernen Anästhesie. Immer mehr Anästhesisten erkennen die Vorteile regional-anästhesiologischer Techniken.

Darunter fallen die *Beibehaltung des Bewußtseins* und der *protektiven Reflexe* der Patienten wie auch eine, je nach verwendetem Lokalanästhetikum, weit in die postoperative Phase *anhaltende Analgesie*.

Zusätzlich haben auch technische Entwicklungen – z.B. der Einsatz von Perfusoren – erheblich zu einer Verbesserung auf dem Gebiet der perioperativen Sedierung beigetragen.

Eine leichte Sedierung verhilft zu einem ruhigen und entspannten Patienten, der Patient kann einen verbalen Kontakt mit dem Anästhesisten und fallweise auch mit dem Chirurgen unterhalten.

Während der Sedierung müssen kontinuierlich EKG, Blutdruck, Herzfrequenz und mittels Pulsoxymetrie die Oxygenierung des Patienten überprüft werden. Ist eine Abdeckung des Patienten auch im Gesichtsbereich notwendig, so muß kontinuierlich Sauerstoff über eine Nasensonde (5–6 l/min) zugeführt werden.

Intravenöse Anästhetika

Die Supplementierung von Regionalanästhesien mit intravenösen Substanzen wird sehr oft durchgeführt. Diese lassen sich leicht applizieren, belasten nicht die Umwelt und werden von den Patienten in der Regel gut akzeptiert.

Intravenöse Sedativa können entweder als Bolus oder besser kontinuierlich mittels Perfusor verabreicht werden.

> Ein ideales Sedativum wird von **McClure** als ein Pharmakon bezeichnet,
> „… das verläßlich Sedierung oder Schlaf ohne Beeinträchtigung der Atemwege herbeiführt, wobei nur minimal Herz-Kreislauf und Atmung in Mitleidenschaft gezogen werden und das Wiedererwachen schnell und ohne Restsedierung verläuft" (McClure et al. 1983)

Diazepam

Diazepam hat sich in der Vergangenheit großer Beliebtheit erfreut, ist aber heute weitgehend durch kürzer wirksame und damit auch besser steuerbare Substanzen ersetzt worden.

Es hat *3 Nachteile*, die zu seinem Ersatz durch andere Präparate geführt haben:

- Injektionsschmerzen, mit Gefährdung durch eine Thrombophlebitis.
- Eine große Variationsbreite im Ansprechverhalten der Patienten.
- Die extrem lange Wirkdauer durch die Eliminationshalbwertszeit von 20–70 Stunden.

Das unterschiedliche Ansprechverhalten der Patienten ist allerdings eine Eigenschaft *aller* Benzodiazepine und wird auf die hohe Proteinbindung (**ca. 98%**) an Albumin zurückgeführt.

■ Dosierung

Zur Sedierung bei Regionalanästhesien wird eine Dosierung von *0,1–0,2 mg/kg* i.-v. empfohlen.

Midazolam

Die Einführung von *Midazolam* war gegenüber Diazepam ein Fortschritt, seine *Eliminationshalbwertszeit ist mit ca. 2–3 Stunden* ungefähr 20mal kürzer als die des Diazepam.

Es weist im Vergleich zu Diazepam folgende *unterschiedliche Eigenschaften* auf:

- 2fach stärkere Wirksamkeit.
- kürzere Wirkdauer.
- vor allem aber Wasserlöslichkeit.

Für *Midazolam* sind kein entero-hepatischer Kreislauf und keine aktiven Metabolite wie bei Diazepam beschrieben worden.

Weiter zeichnet es sich durch einen schnelleren Wirkungseintritt und eine signifkant stärkere anterograde Amnesie im Unterschied zu Diazepam aus. Die Amnesie tritt nach ca. 2 Minuten ein und nimmt in den darauffolgenden 30–40 Minuten ab (Dundee et al. 1980).

■ Dosierung

Zur Sedierung bei Regionalanästhesien wird eine Dosierung von *0,05–0,1 mg/kg KG* i.-v. empfohlen.

Propofol

Die Vorteile von *Propofol* sind seine kurze Wirkdauer sowie die gute Steuerbarkeit. Pharmakokinetisch ist die Substanz auf Grund der überaus kurzen Eliminationshalbwertszeit von 30–40 Minuten und der hohen Plasmaclearance ideal für die Sedierung, auch bei längeren Eingriffen (Kay et al. 1985).

Mittlere Dosierungen von 3–3,5 mg/kg/h ergaben eine gute Sedierung im Rahmen von Spinalanästhesien bei orthopädischen Eingriffen (Wilson et al. 1990).

Diese Ergebnisse decken sich auch mit eigenen Erfahrungen mit der Sedierung mit *Propofol* bei ophthalmologischen Operationen in Retrobulbäranästhesie. Wir dosieren mit 1–3 mg/kg/h mit besonderer

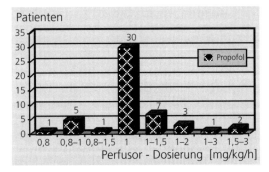

Abb. **24** Dosierung des Propofolperfusor zur Sedierung in Regionalanästhesie (nach Holas et al. 1993)

Berücksichtigung des hohen Alters und des erhöhten anästhesiologischen Risikos (meist ASA III) in unserem Patientengut (Holas et al. 1993a).

Mit dieser Dosierung können eine *ausreichende Sedierung*, eine *völlige motorische Ruhe* – bei Eingriffen am Auge von großer Wichtigkeit – *eine leichte intraoperative Weckbarkeit*, eine *fehlende kardio-respiratorische Depression* sowie eine sehr *kurze Aufwachphase* erreicht werden.

Mit diesen Eigenschaften kommt Propofol der eingangs erwähnten Definition von McClure schon sehr nahe.

Intravenöse Analgesie und Sedierung auf Intensivstationen

Der Patient auf der Intensivstation ist einer Vielzahl von für ihn subjektiv und objektiv unangenehmen Einflüssen ausgesetzt, wie Schmerzen, Intubation, Beatmung sowie Angst, zum Teil auch Unruhe, die fremde Umgebung auf der Intensivstation und nicht zuletzt den vielfältigen therapeutischen und diagnostischen Maßnahmen.

- Daher gilt die primäre Beachtung dem *Schmerz*.

Schmerzen äußern sich in der postoperativen Phase in Abhängigkeit von der Lokalisation und dem Ausmaß des chirurgischen Eingriffs sowie der Art des anästhesiologischen Verfahrens.

Eine adäquate analgetische Therapie gewährleistet beim *spontanatmenden* Patienten die Aufrechterhaltung einer ausreichenden Atemtätigkeit, die Möglichkeit zur Expektoration, die Kooperation mit dem Pflegepersonal und die Mobilisation unter Mithilfe des Patienten.

Beim *beatmeten* Patienten bzw. bei Patienten mit entsprechender Atemhilfe ermöglicht eine adäquate Analgesie die Toleranz des liegenden endotrachealen Tubus und der Beatmung.

- Der zweite wichtige Aspekt ist eine ausreichende *Sedierung*.

Sie erscheint aus mehreren Gründen erforderlich. Im Vordergrund stehen dabei sicherlich Umgebungsfaktoren wie laute Geräusche, die künstliche Beleuchtung sowie die Unmöglichkeit eines geregelten Schlaf-Wach-Rhythmus.

Aber auch bei therapeutischen Maßnahmen, wie beim häufigen endotrachealen Absaugen, ist für eine entsprechende Sedierung und Analgesie zu sorgen, da gerade diese Tätigkeiten von Patienten als besonders unangenehm empfunden werden.

Als eine gut praktikable Methode für eine postoperative Analgesie und Sedierung hat sich die *systemische Applikation der Pharmaka mittels Perfusor* durchgesetzt.

Was die Auswahl der Medikamente für die *postoperative Analgosedierung* betrifft, so werden Opioide, Benzodiazepine und Propofol den Anforderungen am ehesten gerecht.

Opioide

Opioide zählen zu jenen Substanzen, die für die postoperative Schmerztherapie am häufigsten entweder als Monosubstanz oder in Kombination mit Benzodiazepinen (Midazolam) eingesetzt werden.

Im Hinblick auf erwünschte und unerwünschte Wirkungen von Opioiden muß bei ihrem Einsatz zwischen „beatmeten" und „nicht beatmeten" Patienten unterschieden werden.

■ **Opioidwirkungen**

(s. auch Tab. 16)
Bei beatmeten Patienten sind die durch *Opioide* bedingte Atemdepression, der

Tabelle 16 Opioidwirkungen

Erwünschte Wirkungen:	Unerwünschte Wirkungen:
Analgesie	Toleranz
Anxiolyse	Abhängigkeit
Sedierung	Übelkeit / Erbrechen
	Vagusstimulation (z.B. Bradykardie, Hypotension)
	Atemdepression
	Hustendämpfung

eigensedierende Effekt und die antitussive Wirkung sogar erwünscht.

Bei intubierten Patienten können alle Opioide kontinuierlich mit Perfusor verabreicht werden.

Im Rahmen der intravenösen Analgosedierung auf Intensivstationen weist *Sufentanil* gegenüber anderen Opioiden mehrere Vorteile auf: Es hat eine *ausgeprägtere sedative Komponente* und wird nach Absetzen der Medikation schneller eliminiert. Die damit verbundene *höhere Vigilanz* ist besonders in der Entwöhnungsphase von Vorteil.

Sufentanil hat sich in der Dosierung von **0,75–1,4 mcg/kg/h** gut für die Beatmung, in der Dosierung von **0,25–0,35 mcg/kg/h** auch für die Analgesie und Toleranz des endotrachealen Tubus beim spontanatmenden Patienten bewährt (Kröll et al. 1990).

In äquipotenter Dosierung können aber mit gleichem Erfolg auch Fentanyl oder Alfentanil eingesetzt werden (siehe auch Tab. 6).

Benzodiazepine

Die sedierende, hypnotische, anxiolytische und auch vegetativ dämpfende Wirkung der *Benzodiazepine* läßt diese Substanzen als geeignete Ergänzung zu den Opioiden erscheinen.

Gegenüber anderen und älteren Vertretern dieser Gruppe erweist sich *Midazolam* auf Grund seiner pharmakokinetischen und -dynamischen Eigenschaften als überlegen.

Die im Vergleich relativ kurze Halbwertszeit von ca. 2–3 Stunden kann zwar, da dieses Sedativum über die Leber eliminiert wird, bei Patienten mit eingeschränkter Leberfunktion signifikant verlängert sein (auf bis zu 20 Stunden). Dies stellt bei einer längeren Sedierung sicher kein Problem dar, kommt aber wohl bei einer nur kurzfristigen Sedierung zum Tragen.

Zahlreiche Untersuchungen und Studien weisen Midazolam als eine Substanz aus, die – meist in Kombination mit Opioiden – eine gute Sedierung, *speziell als Langzeitsedativum,* ermöglicht (Maitre 1990; Mathews et al. 1987).

Midazolam wird ebenfalls – meist mit Opioiden – mittels Perfusor appliziert. Die empfohlenen Dosierungen liegen bei einer *Initialdosis von 0,03–0,3 mg/kg KG* sowie einer *Erhaltungsdosis von 0,03–0,1 (0,2) mg/kg/h.*

Zu beachten ist, daß die Dosis bei Vorliegen einer Hypovolämie oder Hypothermie zu reduzieren ist (Kröll 1992)!

Die Gabe von Midazolam gewährleistet zwar auch ohne *Antagonisierung* eine relativ rasche Erholung, dennoch besteht die Möglichkeit, die Wirkung des Pharmakons durch einen benzodiazepin-spezifischen Antagonisten (Flumazenil) aufzuheben.

Hier muß aber auf folgende Problematik hingewiesen werden.

Die Wirkdauer von Flumazenil ist wesentlich kürzer als die von Midazolam und der restlichen Benzodiazepine. Daher ist eine Re-Sedierung mit allen Komplikationen und Risiken möglich.

■ Propofol

Die Forderung nach raschem Wirkungseintritt und möglichst rascher Erholung

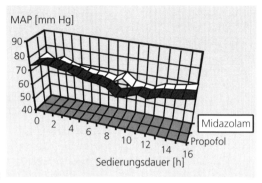
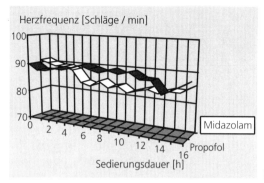

Abb. 25 Änderungen des mittleren arteriellen Drucks [MAP] (**a**) und der Herzfrequenz (**b**) während der Sedierung mit Propofol oder Midazolam (nach McMurray et al. 1990)

nach erfolgter Sedierung wird durch *Propofol* derzeit am besten erfüllt. Es wurde bereits vielfach in dieser Indikation mit Erfolg in Kombination mit Opioiden eingesetzt.

Auf Grund seiner pharmakokinetischen Eigenschaften und in Verbindung mit zum Teil bereits computergesteuerten Perfusoren eignet sich *Propofol* gut zur postoperativen Sedierung auf Intensivstationen.

Seine Vorteile kommen speziell bei kurz- und mittelfristiger Sedierungsdauer (bis zu 5–7 Tagen) zum Tragen (Abb. 25a u. b).

Durch die relativ niedrige Dosierung von *2 mg/kg/h (1–4 mg/kg/h)* sind die Auswirkungen auf die Hämodynamik eher gering, was besonders bei kardialen Vorerkrankungen wichtig ist.

Der mit dieser Dosierung erreichte *Sedierungsgrad* liegt zwischen **2** und **4** auf der Ramsay-Skala.

Sedierungsskala nach Ramsay:
- Grad 1: Patient ist ängstlich, agitiert, unruhig.
- Grad 2: Patient ist kooperativ, orientiert, ruhig.
- Grad 3: Patient reagiert auf Aufforderung.
- Grad 4: Patient schläft, reagiert sofort auf leichtes Berühren oder Anreden.
- Grad 5: Patient schläft tief, reagiert nur verzögert.
- Grad 6: Patient schäft tief und zeigt keine Reaktion mehr.

Die Sedierung selbst ist gut steuerbar, sie kann leicht den erforderlichen pflegerischen Maßnahmen – wie endotracheales Absaugen – angepaßt, d.h. vertieft werden.

Bei neurochirurgischen Patienten wird ein erhöhter intrakranieller Druck während der Sedierung mit *Propofol* gesenkt, ein adäquater zerebraler Perfusionsdruck aber aufrechterhalten.

Die Entwöhnungsphase vom Respirator ist unter *Propofol* deutlich kürzer als unter anderen Sedativa.

Propofol zeigt eine im Vergleich zu Midazolam auch bei längerfristiger Sedierung sehr rasche Erholung mit der Möglichkeit einer adäquaten Spontanatmung und frühen Extubation (Du Gres et al. 1990; Harris et al. 1990; Zwart, 1989). Nach Beendigung der Sedierung mit Propofol fällt die rasche Wiederherstellung der Vigilanz auf.

Fettstoffwechsel: Der Lösungsvermittler von *Propofol* ist eine Fettemulsion, die weitgehend ident mit dem in der parenteralen Ernährung verwendeten Intralipid 10% ist. 1 ml Propofol enthält 0,1 g Fett, was einem kalorischen Wert von 1,1 kcal/ml (4,6 kJ/ml) entspricht. Dieses Fett liegt in Form von *Phospholipiden* vor, die im Organismus wie Triglyceride verstoffwechselt werden.

Die Fettbelastung durch Propofol läßt sich leicht berechnen Bei einer Infusionsrate von **4 mg/kg/h** werden bei einem **70 kg**-Patienten 280 mg/h Propofol infundiert, was einer *Tagesbelastung von 67,2 g*

Fett entspricht. Die maximale Eliminationsrate beim *gesunden* Erwachsenen liegt bei ca. 266 g/Tag. *Diese Eliminationsrate übersteigt bei weitem die Fettzufuhr durch Propofol!*

Da es sich aber auf Intensivstationen nicht um Gesunde, sondern um zum Teil kritisch Kranke handelt, bei denen die Fettelimination oft verändert ist, ist bei einer Sedierung mit *Propofol* eine regelmäßige Kontrolle der Blutfette, insbesondere der Triglyceride, unumgänglich.

Bei Patienten mit sehr niedrigen Albuminwerten ist zu beachten, daß die Lipolyse exogen zugeführten Fettes herabgesetzt ist und die Serum-Triglyceride im Blut stärker ansteigen können (Lindholm 1991).

Gottardis et al. (1989) verglichen in ihrer Studie die Propofol-Sedierung mit Pentobarbital/Diazepam über einen Zeitraum von 3 Tagen.

Die Vergleichsgruppe erhielt *Intralipid* parenteral.

Täglich wurden die Triglyceride, Cholesterin und HDL-Cholesterin bestimmt.

Die Patienten der Propofol-Gruppe zeigten einen Anstieg der Triglyceride, der aber noch im oberen Normbereich lag, die Werte für Cholesterin und HDL-Cholesterin blieben nahezu unverändert (Abb. 26).

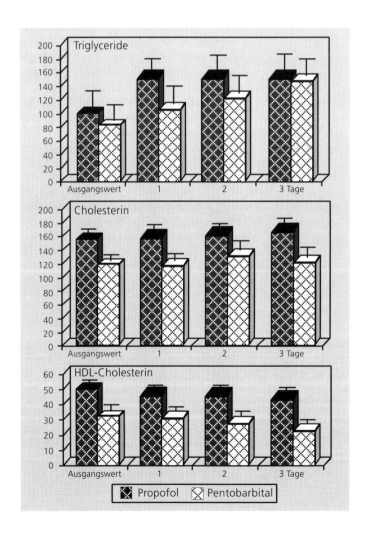

Abb. 26 Triglyceride, Cholesterin und HDL-Cholesterin während einer Sedierung über 3 Tage mit Propofol oder Pentobarbital (nach Gottardis et al. 1989)

Besondere Indikationen für die Intravenöse und Totale Intravenöse Anästhesie

Maligne Hyperthermie (MH)

Die maligne Hyperthermie stellt auch heute noch eine der gefährlichsten Komplikationen in der Anästhesiologie dar.

Für die Manifestation dieser hoch akut verlaufenden Erkrankung ist das Vorliegen einer genetischen familiären Disposition im Sinne eines Defekts im Kalziumstoffwechsel der Muskelzelle (Multi-Membran-Defekt) und die Verabreichung von bestimmten Triggersubstanzen notwendig. Zu diesen gehören neben den bekannten Substanzen (volatile Anästhetika und/oder Succinylcholin) auch der Streß in Form des sog. „human stress syndrome", bei dem in seltenen Fällen auch ohne Gabe von Anästhetika eine akute MH-Krise ausgelöst werden kann.

Besonders sei hier auf das gehäufte Auftreten der malignen Hyperthermie bei bestehenden Myopathien, speziell beim *Strabismus* (Holas et al. 1994) hingewiesen. Hier ist das Risiko des Auftretens der MH im Kindes- und Jugendalter auf das 10fache gegenüber Kindern und Jugendlichen ohne Myopathie erhöht!

Der präoperativen Erfassung von Risikopatienten durch eine genaue Familienanamnese, z. B. durch die Frage nach ungeklärten Komplikationen bei Narkosen – auch bei Angehörigen – kommt gerade im Zusammenhang mit der malignen Hyperthermie ganz besondere Bedeutung zu!

Kasuistik

(Holas et al. 1994 enthält alle Literaturzitate)

Ein 2 1/4 Jahre alter Knabe mit kongenitalem Schielsyndrom wurde zur Operation aufgenommen. Sein internistischer Status, die präoperativ durchgeführten Blutanalysen sowie die erhobene, aber bis zu diesem Zeitpunkt leere Familienanamnese ergaben keinerlei Hinweise auf eine vorliegende genetische MH-Disposition.

Als Anästhesie-Routine-Monitoring wurden EKG, Pulsoxymetrie, Kapnographie, Temperaturmessung sowie eine nichtinvasive Blutdruckmessung eingesetzt. Die Prämedikation wurde mit Midazolam und Atropin rektal in altersgemäßer Dosierung durchgeführt.

Drei Minuten nach Narkoseeinleitung per inhalationem mittels Maske mit Sauerstoff, Lachgas und Halothan kam es zu einem plötzlichen Anstieg der Herzfrequenz von 125/min auf 235/min, der Sinusrhythmus schlug in eine Tachyarrhythmie um, der eine passagere Bigeminie folgte. Ein Anstieg des pCO_2, sonst ein Frühparameter in der MH-Diagnostik, konnte nicht festgestellt werden. Nach raschen differentialdiagnostischen Überlegungen und Kontrollen konnten andere Ursachen für diese akute Herzrhythmusstörung ausgeschlossen werden. Auf Grund der nun gestellten Verdachtsdiagnose auf ein akutes MH-Syndrom wurde die Inhalationsanästhesie sofort abgebrochen und das Narkosegerät gewechselt. Unter reinem Sauerstoff und unter Vervielfachung des Atemminutenvolumens sank die Herzfrequenz nach 2 Minuten auf 160/min, nach weiteren 3 Minuten auf 130/min, der Sinusrhythmus stellte sich wieder ein.

Die therapeutische Gabe von Dantrolen wurde zwar diskutiert, wir verzichteten aber darauf, da der Knabe nach Beherrschen dieser akuten Rhythmusstörung keinerlei klinische Symptomatik mehr aufwies.

Nach Stabilisierung der Herz-Kreislauf-Funktionen wurde der kleine Patient an die pädiatrische Intensivstation transferiert.

Die MH-spezifischen Laboranalysen ergaben einen mäßigen Anstieg von CK-MB, Laktatdehydrogenase (LDH), alkalischer Phosphatase (AP) und Glutamat-Oxalat-Transaminase (GOT) in den drei folgenden Tagen, sowie eine starke Myoglobinurie, aber erst am 3. Tag, als Bestätigung der Diagnose.

Myoglobin im Serum hingegen konnte nie nachgewiesen werden. Die Werte der Kreatinin-Phosphokinase (CPK), sonst ein sensibler Parameter für die MH, besonders in den ersten 24 Stunden, blieben immer im Normbereich. Verschiebungen im Säure-Basen- und Elektrolythaushalt sowie ein Temperaturanstieg traten nie auf.

In den nächsten Wochen wurden beide Eltern einer MH-spezifischen Untersuchung mit Biopsie des M. quadriceps femoris gemäß den Richtlinien des „Europäischen Protokolls" zugeführt. Im anschließend durchgeführten Halothan-Koffein-Kontraktionstest reagierten alle entnommenen Muskelfaszikel mit einer raschen Kontraktur, während gesunde Muskulatur keine oder höchstens eine minimale Zunahme der Kontraktion zeigen darf.

Somit brachte dieser Halothan-Koffein-Kontraktionstest für Mutter und Vater ein positives Ergebnis! Dementsprechend wurde auch beim Kind das Vorliegen einer genetischen MH-Anlage angenommen. Für Eltern und Kind wurde daraufhin ein sog. Narkose-Komplikationsausweis mit dem ausdrücklichen Hinweis auf eine Prädisposition für die maligne Hyperthermie ausgestellt!

Drei Monate später wurde dieser Knabe dann in einer ungestörten i.-v. Anästhesie mit Propofol unter identem Monitoring an beiden Augen operiert.

Die Narkosemaschine wurde für diese Anästhesie speziell vorbereitet. Alle Gasverdampfer wurden bereits am Vortag abmontiert, das gesamte Schlauchsystem wurde über Nacht mit reinem Sauerstoff (5 l/min) kontinuierlich ausgewaschen, um alle Narkosegaspartikel zu entfernen. Nach neueren Untersuchungen reicht eine 15 minütige Durchspülung des Gerätes nach Entfernen des Vapors mit reinem Sauerstoff (10 l/min) aus.

Die Prämedikation erfolgte, wie vor der ersten Operation, mit Midazolam und Atropin rektal, die Dosis des Benzodiazepins aber wurde um 50% erhöht, um jeglichen Streß in Form des „human stress syndrome" als Trigger für die MH auszuschließen. Die Narkoseeinleitung erfolgte mit Sauerstoff-Lachgas und Propofol in der Dosierung von 3,5 mg/kg KG. Mit dieser Dosis war die Intubation problemlos möglich. Für eine ausreichende Analgesie verabreichten wir Fentanyl – 2 mal 3 mcg/kg KG – intravenös. Zur Aufrechterhaltung der Anästhesie wurde Propofol mittels Perfusor in der Dosierung von initial 9 mg/kg/h, dann 7 mg/kg/h intravenös appliziert.

Die Operationsdauer betrug 55 Minuten, die Anästhesiedauer genau 80 Minuten. Blutdruck, Herzfrequenz, Sauerstoffsättigung, Beatmungsparameter (pCO_2), Temperatur als auch die MH-spezifischen Laborwerte blieben sowohl intra- als auch postoperativ immer im Normbereich.

So konnte der kleine Patient am 3. Tag nach unauffälligem postoperativen Verlauf nach Hause entlassen werden.

Die intravenöse bzw. die totale intravenöse Anästhesie bietet bei vorhandener MH-Disposition die einzige Möglichkeit, diese gefährdeten Patienten einer Operation unterziehen zu können. So gehört auch die genetische Anlage für die maligne Hyperthermie zu den absoluten Indikationen für die IVA bzw. die TIVA.

Anästhesiologisches Management bei nicht operativer Therapie der Invagination im Kindesalter

(Holas et al. 1993b)

Die Darminvagination gilt als eine besonders gefährliche Komplikation der akuten Enteritis im Kleinkindesalter.

Meist ist die akute Invagination geprägt durch einen plötzlichen Beginn – sie trifft den Säugling oder das Kleinkind oft aus völliger Gesundheit heraus – gefolgt von kolikartigen Bauchschmerzen einhergehend mit Aufschreien, Zusammenkrümmen, bishin zum Vollbild des hypovolämisches Schocks mit Apathie oder gar Somnolenz.

Das 3. Kardinalsymptom stellt das *rezidivierende Erbrechen* dar, das keineswegs als Ausdruck eines Ileus gilt, sondern als Folge des peritonealen Schocks durch die Kompression des invaginierten Mesenteriums zu werten ist.

Die Laboranalysen ergeben erhöhte Werte für Natrium, Kalium und Hämoglobin, der Hämatokrit liegt oft weit über 40 Vol.%.

Klinik und Labor weisen auf das Vorliegen einer hypertonen Dehydratation hin.

Therapeutische Maßnahmen

■ Rehydrierung

Noch während der Aufnahmeuntersuchung wird mit der Rehydrierung begonnen: Wir verabreichen primär eine Ringer-Laktatlösung in der Dosierung von 15 ml/kg/h. Diese Therapie wird dann intraoperativ mit einer 5% Glukose – Elektrolytlösung (halbisoton) mit 7 ml/kg/h fortgesetzt.

Weiter wird den Kindern frühzeitig eine großlumige Magensonde gelegt.

Ziel dieser Rehydrierungsphase ist es, die meist vorhandene metabolische Entgleisung der Kleinkinder rasch zu korrigieren und damit optimale Bedingungen für die pneumatische Desinvagination zu schaffen.

■ Analgosedierung

Vor Beginn des Eingriffs werden die oberen Verdauungswege nochmals durch die bereits liegende Sonde entleert.

Nach i.-v. Vorgabe von Atropin in einer Dosierung von 0,02 mg/kg KG, wird Propofol in einer Gesamtdosis von bis zu 1,5 mg/kg langsam fraktioniert intravenös verabreicht. Mit dieser Dosierung gelingt es, eine ausreichende Sedierung zu erreichen, während des Eingriffs aber die laryngealen Reflexe unter wiederholter Kontrolle des Kornealreflexes zu erhalten.

Den Injektionsschmerz, der bei der Gabe von Propofol, besonders nach Punktion kleinerer peripherer Venen auftreten kann, vermeiden wir durch Zusatz von 1 ml Lidocain 2% auf 20 ml Propofol (siehe auch unter: intravenöse Anästhetika).

Gleichzeitig wird ein Sauerstoff-Lachgas-Gemisch mit der Maske zugeführt. Dabei wird speziell die analgetische Wirkung des Stickoxydul genützt, da Propofol selbst keine analgetische Wirkung besitzt.

Obwohl bei ca. 70% der Patienten während des Eingriffs keine Schmerzreaktionen auftreten, wäre die Kombination von Propofol mit einem kurz wirksamen Opioid, z. B. mit Alfentanil überlegenswert, sollte die analgetische Wirkung von Lachgas für den fallweise doch recht schmerzhaften Vorgang der pneumatischen Desinvagination unzureichend sein. Durch ein Pulsoxymeter wird die Sauerstoffsättigung kontinuierlich überprüft. Obwohl das Abdomen durch die Luftfüllung des Darms immer stark überbläht ist und das Zwerchfell dadurch sehr hoch steht, liegt die Sauerstoffsättigung immer im oberen Normbereich. Die Dauer des gesamten Eingriffs beträgt nur 5–7 Minuten.

Auf eine Prämedikation und auf volatile Anästhetika wird ganz bewußt verzichtet!

Murphy et al. 1992 konnten für Propofol, ähnlich wie für Vitamin E, eine antioxidative Wirkung nachweisen. Demnach kommt Propofol, wie dem Vitamin E, dem es auch chemisch nahe steht, eine große Bedeutung beim Schutz von lipophilen Zellmembranen und Endothelzellen zu. Durch diese Wirkmechanismen könnte sich Propofol sehr vorteilhaft zur Vermeidung von hypoxischen Schädigungen der Darmwand, gerade in der Reperfusionsphase auswirken, d. h. Propofol selbst besitzt einen protektiven Effekt.

Propofol bewirkt postoperativ eine gute Amnesie für den ohne Sedierung doch belastenden Vorgang der Reposition und stellt damit eine kindgerechte Therapieform dar.

Die hypnotische Wirkung von Propofol zeichnet sich durch eine gute Steuerbarkeit auf Grund seiner überaus kurzen Halbwertszeit aus. Daraus wiederum ergeben sich eine kurze Wirkdauer sowie eine besonders kurze Aufwach- bzw. Erholungsphase.

Durch diese pharmakokinetischen Eigenschaften ergibt sich die gute Eignung von Propofol für diese kurzen operativen Eingriffe, bei denen es, wie hier, auf eine rasche, klinische Beurteilbarkeit des Abdomens postoperativ ankommt. Im Rahmen der Invagination kann es, auch nach erfolgreicher pneumatischer Reposition, zu lokalisierten Darmwandinfarkten kommen. Eine frühe klinische Beurteilbarkeit des Abdomens durch den Chirurgen nach erfolgtem Eingriff ist daher für die Kinder von großer Bedeutung!

Die ersten 24 Stunden nach der Reposition werden die Kinder auf der Intensivstation monitiert und parenteral ernährt. Mit Nachweis der Darmmotorik kann dann mit dem Aufbau der oralen Ernährung wieder begonnen werden.

Die Entlassung der kleinen Patienten erfolgt meist am 3. oder 4. Tag nach der Desinvagination.

Durch eine gelungene pneumatische Reposition kann die Laparotomie und damit auch ein längerer Krankenhausaufenthalt vermieden werden.

Literaturverzeichnis

Allan, M. W. B., A. S. Laurence, W. J. Gunawardena: A comparison of two sedation techniques for neuroradiology. Europ. J. Anaesthesiol. 6 (1989) 379–384

Bach, A., M. Layer: Muskelrelaxanzien zur Nierentransplantation. Anaesthesist 39 (1990) 96–100

Becker, L. C.: Is Isoflurane dangerous for the patient with coronary artery disease? editorial Views. Anesthesiology 66 (1987) 259

Bone, M. E., A. Bristow: Total intravenous anaesthesia in stereotactic surgery – one year's clinical experience. Europ. J. Anaesthesiol. 8 (1991) 47–54

Bonnet, M. C., R. Thomasset, M. Hamer, J. Du Cailar: Comparaison propofol – methohexital en chirurgie stomatologique et maxillo-faciale. Ann. franç. Anesth. Reanim. 6 4 (1987) 280–284

Borgeat, A., O. H. G. Wilder-Smith, M. Saihah, K. Rifat: Subhypnotic doses of propofol posses direct antiemetic properties. Anesth. Analg. 74 (1992) 539–541

Borgeat, A., O. H. G. Wilder-Smith, P. M. Suter: Propofol and epilepsy: time to clarify! Anesth. Analg. 78 (1994) 198–199

Bowman, W. C.: Pharmacology of neuromuscular function. Butterworth, London (1990)

Boyson, K., R. Sanchez, J. J. Krintel, M. Hansen, P. M. Haar, V. Dyrberg: Induction and recovery characteristics of propofol, thiopental and etomidate. Acta Anaesthesiol. Scand. 33 (1989) 689–692

Bryce-Smith, R., H. D. O'Brian: Fluothane: a nonexplosive anaesthetic agent. Brit. Med. J. 2 (1956) 969–972

Chapple, D. et al.: Cardiovascular and neurological effects of laudanosine. Brit. J. Anaesth. 59 (1987) 218–225

Crozier, T. A., M. Sydow, J. Müller, M. Langenbeck, J. Radtke, D. Kettler: Hämodynamische Effekte des Benzodiazepin-Antagonisten Flumazenil nach Laparotomien unter einer totalen intravenösen Anästhesie mit Midazolam. Anaesthesist 38 (1989) 193–199

Cummings, G. C., J. Dixon, N. H. Kay, J. P. W. Windsor, E. Major, M. Morgan, J. W. Sear, A. A. Spence, D. K. Stephenson: Dose requirements of ICI 35.868 (Propofol, Diprivan) in a new formulation for induction of anaesthesia. Anaesthesia 39 (1984) 1168–1171

Davidson, J. A. H., G. N. C. Kenny: Influence of nitrous oxide on the blood concentration of propofol required to prevent response to surgical incision. In: Prys-Roberts, C.: Focus on Infusion: Intravenous Anaesthesia. London: Current Medical Literature, London 1991 (p. 104–105)

Davis, P. J., E. L. Thomas, M. C. Goldstein, J. Canose, M. S. Gorchesky, C. M. Roeber, E. K. Motoyama: Effect of sevoflurane on circulation in newborn piglets. Anesthesiology 71 (1989) A1030

De Castro, J., A. van de Water, L. Wouters, R. Xhonneux, R. Reneman, B. Kay: Comparative study of cardiovascular, neurological and metabolic side effects of eight narcotics in dogs. Acta anaesthiol. belg. 30 (1979) 5–99

Doenicke, A., W. Lorenz, D. Stanworth, D. Duka, J. B. Glen: Effects of propofol (Diprivan) on histamine release, immunoglobulin levels and activation of complement in healthy volunteers. Postgrad. med. J. 61, Suppl. 3 (1985) 15–20

Doze van, A., A. Shafer, P. F. White: Propofol–nitrous oxide versus thiopental–isoflurane–nitrous oxide for general anaesthesia. Anesthesiology 69 (1988) 63–71

Doze van, A., L. M. Westphal, P. F. White: Comparison of propofol with methohexital for outpatient anesthesia. Anesth. et Analg. 65 (1989) 1189–1195

Du Gres, B., C. Flamens: A comparison of propofol and midazolam for postoperative sedation after cardiac surgery. J. cardiothorac. Anesth. 4 (1990) 101

Dundee, J. W., F. P. Robinson, J. S. C. McCollum, C. C. Patterson: Sensitivity to propofol in the elderly. Anaesthesia 41 (1986) 482–485

Dundee, J. W., D. B. Wilson: Amnesic action of midazolam. Anaesthesia 35 (1980) 459–461

Dwyer, R., W. McCaughey, J. Lavery: Comparison of propofol and methohexitone as anaesthetic agents for electroconvulsive therapy. Anaesthesia 43 (1988) 459–462

Ebert, T. J., M. Muzi: Sympathetic Hyperactivity during desflurane anesthesia in healthy volunteers. Anesthesiology 79 (1993) 444–453

Eger, E. I. II, B. H. Johnson, L. D. Ferell: Comparison of the toxicity of I-653 and isoflurane in rats: a test of the effect of repeated anesthesia and use of dry soda-lime. Anesth. et Analg. 66 (1987) 1230–1233

Fahey, M. et al.: Effect of renal failure on laudanosine excretion in man. Brit. J. Anaesth. 57 (1985) 1049–1051

Franks, J. J., J. B. Kruskai, D. A. Holaday: Immediate depression of fibrinogen, albumin and transferrin synthesis by halothane, isoflurane, sevoflurane and enflurane. Anesthesiology 71 (1989) A238

Frenkel, C., B. W. Urban: Molekulare Wirkprofile intravenöser Anaesthetika. Anaesthesiol.-Intensivmed.-Notfallmed.-Schmerzther. 27 (1992) 101–108

Freye, E.: Das ultra-kurzwirkende Opioid Alfentanil für den „on-top"-Einsatz in der Anästhesie. Anästhesiol. Intensivmed. 32 (1991a) 135–140

Freye, E.: Opioide in der Medizin. Wirkung und Einsatzgebiete zentraler Analgetika. Springer, Berlin 1991b

Freye, E.: Sufentanil, neues Opioid für Anästhesie und Intensivmedizin. Arzneimitteltherapie 10 (1992) 274–276

Goekel, E., A. Arkan, E. Sagiroglu, A. Karci, F. Maltepe: Continuous infusions of fentanyl-propofol and alfentanil-propofol as anaesthetic methods in spinal surgery and the "wake-up" test. In Prys-Roberts, C. (ed.): Focus on Infusion: Intravenous Anaesthesia. Current Medical Literature, London 1991, 180–183

Gepts, E., F. Camu, I. D. Cockshott, E. J. Douglas: Disposition of propofol administered as constant rate intravenous infusions in humans. Anaesthet. et Analg. 66 (1987) 1256–1263

Gottardis, M., K. Khuenl-Brady, W. Koller, G. Sigl, J. M. Hackl: Effect of prolonged sedation with propofol on serum triglyceride and on cholesterol concentrations. Brit. J. Anaesth. 62 (1989) 393–396

Gramstadt, L. et al.: Comparative study of atracurium, vecuronium (ORG NC 45) and pancuronium. Brit. J. Anaesth. 55 Suppl 1 (1983) 95–96

Gray, P. A., G. R. Park, I. D. Cockshott, E. J. Douglas, B. Shuker, P. J. Simons: Propofol metabolism in man during the anhepatic and reperfusion phases of liver transplantation. Xenobiotica 22 1 (1992) 105–114

Grounds, R. M., M. Moore, M. Morgan: The relative potencies of thiopentone and propofol. Europ. J. Anaesthesiol. 3 (1986) 11–17

Grounds, R. M., A. J. Twigley, F. Carli, J. G. Whitwam, M. Morgan: The haemodynamic effects of intravenous induction. Comparison of the effects of thiopentone and propofol. Anaesthesia 40 (1985) 735–740

Hall, R. I., L. Poole, J. T. Murphy, E. A. Moffitt (Research-Group): A randomized study of changes in serum cholesterol, triglycerides, high density lipoproteins and cortisol during cardiac surgery in patients anaesthesized with propofol-sufentanil vs enflurane-sufentanil. Canad. J. Anaesth. 37 (1990) 76 A

Harris, C. E., R. M. Grounds, A. M. Murray, J. Lumley, D. Royston, M. Morgan: Propofol for long term sedation in the intensive care unit. Anaesthesia 45 (1990) 366–372

Heath, P. J., D. J. Kennedy, T. W. Ogg, C. Dunling, W. R. Gilks: Which intravenous induction agent for day surgery? Anaesthesia 43 (1988) 365–368

Helman, J. D., J. M. Leung, W. H. Bellows, N. Pineda, G. W. Roach, J. D. Reeves III, J. Howse, M. T. McEnany, D. T. Mangano (SPI Research Group): The risk of myocardial ischemia in patients receiving desflurane versus sufentanil anesthesia for coronary artery bypass graft surgery. Anesthesiology 77 (1992) 47–62

Henschel, W. F. (Hrsg.): I. Europäisches Analgesieforum – Die Analgesie im Mittelpunkt der Anästhesie. Urban & Schwarzenberg, München 1991

Herregods, I., J. Verbeke, G. Rolly, F. Colardyn: Effect of propofol on elevated intracranial pressure. Preliminary results. Anaesthesia 43, Suppl. (1988) 107–109

Hilgenberg, J. et al.: Haemodynamic effects of atracurium during enflurane-nitrous oxide anaesthesia. Brit. J. Anaesth. 55 Suppl. (1983) 81

Holas, A., J. Faulborn: Propofol versus Diazepam – Sedierung bei ophthalmologischen Operationen in Lokalanästhesie. Anaesthesist 42 (1993a) 766–772

Holas, A., J. Mayr, E. Sorantin, G. Weber: Brief intravenous sedation with propofol for pneumatic reduction of bowel intussusception in childhood. Paediat. Anesth. 3 (1993b) 319–320

Holas, A., A. Langmann, K. Hiotakis: Intravenöse Anästhesie mit Propofol für Schieloperation bei Maligner Hyperthermie (MH) im Kindesalter. Spektr. Augenheilkd. 8 (1994) 237–240

Jansen, G. F. A., M. Kedaria, W. W. A. Zuurmond: Total intravenous anesthesia during intracranial surgery: continuous propofol-infusion in combination with either fentanyl or sufentanil. Canad. J. Anaesth. 37 (1990) 128

Jones, R. M.: Desflurane and sevoflurane: Inhalation anaesthetics for this decade? Brit. J. Anaesth. 65 (1990) 527–536

Kay, N. H., J. Uppington, J. W. Sear, E. J. Douglas, I. D. Cockshott: Pharmakokinetics of propofol as an induction agent. Postgrad. med. J. 61 Suppl. 3 (1985) 55–57

Korttila, K., P. Oestman, E. Faure, J. L. Apfelbaum, J. Prunskis, M. Ekdawi, M. F. Roizen: Randomized comparison of recovery after propofol – nitrous oxide versus thiopentone – isoflurane – nitrous oxide anaesthesia in patients undergoing ambulatory surgery. Acta anaesthesiol. scand. 34 (1990) 400–403

Kovac, A., R. McKenzie, T. O'Connor, D. Duncalf, J. Angel, L. Fagreus, C. McLesky, A. Joslyn: Prophylactic intravenous ondansetron in female outpatients undergoing gynaecologic surgery: A multicenter dose-comparison study. Europ. J. Anesthesiol. 9 Suppl. 6 (1992) 39–50

Kröll, W., W. F. List: Erfahrungen mit Sufentanil in der Langzeitsedierung des Intensivpatienten. In List, W. F., W. Kröll (Hrsg.): Langzeitsedierung in der Aufwach- und Intensivstation. Wilhelm Maudrich, Wien 1990

Kröll, W.: Analgosedierung in der Intensivmedizin. In List, W. F., P. M. Osswald (Hrsg.): Intensivmedizinische Praxis. Springer, Berlin 1992 (S. 281–299)

Landon, M. J., V. J. Toothill: Effect of nitrous oxide on placental methionine syntase activity. Brit. J. Anaesth. 58 (1986) 524

Larsen, R., J. Rathgeber, A. Bagdahn, H. Lange, H. Rieke: Effects of propofol on cardiovascular dynamics and coronary blood flow in geriatric patients. A comparison with etomidate. Anaesthesia 43 Suppl. (1988) 25–31

Larsen, R.: Anästhesie, 3. Aufl. Urban & Schwarzenberg, München 1990

Laubie, M., H. Schmitt, M. Vincent, G. Remond: Central cardiovascular effects of morphinomimetic peptides in dogs. Europ. J. Pharmacol. 46 (1977) 71–76

Ledderose, H., P. Rester, P. Carlsson, K. Peter: Recovery times and side effects after propofol infusion and after isoflurane during ear surgery with additional infiltration anaesthesia. Anaesthesia 43 Suppl. (1988) 89–91

Lindholm, M.: The ability of critically ill patients to eliminate fat emulsions. J. Drug. Dev. 4, Suppl. 3 (1991) 40–42

Logan, M., J. G. Farmer: Anaesthesia and the ozone layer. Brit. J. Anaesth. 63 (1989) 645–647

Mackenzie, N., I. S. Grant: Comparison of the new emulsion formulation of propofol with methohexitone and thiopentone for induction of anaesthesia in day cases. Brit. J. Anaesth. 57 (1985) 725–731

Maitre, P. O.: Postoperative sedation with midazolam in heart surgery patients: pharmacocinetic considerations. Acta anaesthesiol. scand. 34 (1990) 103–106

Marsch, S. C. U., H. G. Schäfer: Pronounced bradycardia after application of POR-8 (Ornipressin) under total intravenous anesthesia with propofol. Acta anaesthesiol. scand. 34 (1990) 514

Mathews, H., I. Carson, P. Collier, J. Dundee: Midazolam sedation following open heart surgery. Brit. J. Anaesth. 59 (1987) 934

Mazze, R. I.: The safety of sevoflurane in humans. Anesthesiology 77 (1992) 1062–1063.

McCleane, G. J., D. F. Fogarty, C. H. Watters: Factors that influence the induction dose of propofol. Anaesthesia 46 (1991) 59–61

McClure, J. H., D. T. Brown, J. A. W. Wildsmith: Comparison of the iv. administration of midazolam and diazepam as sedation during spinal anaesthesia. Brit. J. Anaesth. 55 (1983) 1089–1893

McDonnell, T. E., R. R. Bartowski, J. J. Williams: ED_{50} of alfentanil for induction of anesthesia in unpremedicated young adults. Anesthesiology 57 (1982) A 362

McKay, A. C.: Synergism among iv.-anaesthetics. Brit. J. Anaesth. 67 (1991) 1

Mellinghoff, H.: Moderne Muskelrelaxanzien und ihre klinische Anwendung. Anaesthesist 43 (1994) 270–282

Milligan, K. R., D. L. Coppel, J. R. Johnston, J. Cosgrove: Propofol anesthesia for major thoracic surgery. J. Cardiothorac. Anesth. 4 (1990) 323–325

Mirakhur, R. K.: Induction characteristics of propofol in children: comparison with thiopentone. Anaesthesia 43 (1988) 593–598

Morton, N. S.: Abolition of injection pain due to propofol in children. (Letter). Anaesthesia 45 (1990) 70

Motsch, J.: Experience with propofol for neurosurgical procedures in children. In Prys-Roberts, C. (ed.): Focus on infusion: Intravenous Anaesthesia. Current Medical Literature, London 1991 (p. 175–177)

Murphy, P. G., D. S. Myers, M. J. Davies, N. R. Webster, J. G. Jones: The Antioxidant Potential of Propofol (2,6-Diisopropylphenol). Brit. J. Anaesth. 43 (1992) 949–952

Natalè, E., A. Mattaliano, G. Alia, O. Daniele: Propofol in treatment of status epilepticus: report of four cases successfully treated. Epilepsia 34, Suppl. 2 (1993) 124–125

Ngai, S. H.: The effects of morphine and meperidine on the central respiratory mechanisms in the cat: The action of levallorphane in antagonising these effects. J. Pharmacol. exp. Ther. 131 (1961) 91–102

Nigrovic, V. et al.: Reactivity and toxicity of atracurium and its metabolites in vitro. Canad. J. Anaesth. 36 (1989) 262–268

Olesen, A. S., C. Bredahl, B. D. Hansen, N. Grabe, J. Ovesen: Anaestesi til ortopaedkirurgisk endagskirurgi. Ugeskr. Læg. 153 (1991) 573–575

Ostapkovich, N., E. Ornstein, L. Jackson, W. L. Young: Hemodynamic changes with rapid increases in desflurane or isoflurane dose (abstract). Anesthesiology 77 (1992) A333

Payne, J., R. Hughes: Evaluation of atracurium in man. Brit. J. Anaesth. 53 (1981) 45–54

Peacock, J.E., R. P. Lewis, C. S. Reilly, W. S. Nimmo: Effect of different rates of infusion of propofol for induction of anaesthesia in elderly patients. Brit. J. Anaesth. 65 (1990) 346–452

Ravussin, P., J. P. Guinard, F. Ralley, D. Thorin: Effect of propofol on cerebrospinal fluid pressure and cerebral perfusion pressure in patients undergoing craniotomy. Anaesthesia 43, Suppl. (1988) 37–41

Ravussin, P., R. Tempelhoff, P. A. Modica, M. M. Bayer-Berger: Propofol vs. thiopental – isoflurane for neurosurgical anesthesia: comparison of hemodynamics, CSF-pressure and recovery. J. Neurosurg. Anesthesiol. 3 (1991) 85–95

Reves, J. G., P. Flezzani, I. Kissin: Intravenous anesthetic drugs. In Kaplan, J. A. (eds.): Cardiac Anesthesia, 2nd ed. Grune & Stratton, New York 1987 (p. 138–141)

Roberts, F. L., J. Dixon, G. T. R. Lewis, R. M. Tackley, C. Prys-Roberts: Induction and maintenance of propofol anaesthesia. A manual infusion scheme. Anaesthesia 43, Suppl. (1988) 14–17

Rolly, G., L. Versichelen, L. Herregods: Cumulative experience with propofol (Diprivan®) as an agent for the induction and maintenance of anaesthesia. Postgrad. med. J. 61, Suppl. 3 (1985) 96–100

Saarne, A.: Clinical evaluation of a new analgesic piritramide. Acta anaesthesiol. scand. 13 (1969) 11–19

Schaer, H., K. Prochacka: Erholung, Amnesie und Befindlichkeit nach Propofol im Vergleich zu Thiopental. Anaesthesist 39 (1990) 306–312

Scheepstra, G. L., L. H. D. J. Booij, C. L. G. Rutten, L. G. J. Coenen: Propofol for induction and maintenance of anaesthesia: comparison between younger and older patients. Brit. J. Anaesth. 62 (1989) 54–60

Schmeltekopf, A. L., P. D. Goldan, W. R. Henderson, W. J. Harrop, T. L. Thompson, F. C. Fehsenfeld, H. I. Schiff, P. J. Crutzen, I. S. A. Isaksen, E. E. Ferguson: Measurements of stratospheric $CFCl_3$, CF_2, Cl_2, and N_2O. Geophys. Res. Lett. 2 (1975) 393–396

Schüttler, J., M. Schüttler, S. Kloos, J. Nadstawek, H. Schwilden: Optimierte Dosierungsstrategien für die totale intravenöse Anästhesie mit Propofol und Ketamin. Anaesthesist 40 (1991) 199

Sear, J. W.: Total intravenous anaesthesia – TIVA and long procedures. Acta anaesthesiol. scand. 35, Suppl. 96 (1991) 79–85, Abstr 127

Simons, P. J., I. D. Cockshott, E. J. Douglas, E. A. Gordon, K. Hopkins, M. Rowland: Disposition in male volunteers of a subanaesthetic intravenous dose of an oil in water emulsion of 14C-propofol. Xenobiotica 18 (1988) 429–440

Smiley, R. M.: An overview of induction and emergence characteristics of desflurane in pediatric, adult and geriatric patients. Anesthet. et Analg. 75 (1992) 38–46

Sokoll, M.: Haemodynamic effects of atracurium in surgical patients under nitrous oxide, oxygen and isoflurane anaesthesia. Brit. J. Anaesth. 55 Suppl. 1 (1983) 77–79

Stafford, M. A., C. J. Hull, A. Wagstaff: Effect of lignocaine on pain during injection of propofol. Brit. J. Anaesth. 66 (1991) 406P–407P

Stephan, H., H. Sonntag, H. D. Schenk, D. Kettler, H. J. Khambatta: Effects of propofol on cardiovascular dynamics, myocardial blood flow and myocardial metabolism in patients with coronary heart disease. Brit. J. Anaesth. 58 (1986) 969–975

Stephan, H., H. Sonntag, H. D. Schenk, S. Kohlhausen: Einfluß von Disoprivan® (Propofol) auf die Durchblutung und den Sauerstoffverbrauch des Gehirns und die CO_2-Reaktivität der Hirngefäße beim Menschen. Anaesthesist 36 (1987) 60–65

Stokes, D. N., P. Hutton: Rate–dependent induction phenomena with propofol: implications for the relative potency of intravenous anesthetics. Anaesth. et Analg. 72 (1991) 578-583

Sung, Y. F., M. S. Weinstein, M. R. Biddle: Comparison of propofol and thiopental as intravenous induction agents: cardiovascular effects, respiratory change, recovery and postoperative venous sequelae. Semin. Anesth. 7 Suppl. 1 (1988) 52–56

Tackley, R. M., G. T. R. Lewis, C. Prys-Roberts, R. W. Boaden, J. Dixon, J. T. Harvey: Computer controlled infusion of propofol. Brit. J. Anaesth. 62 (1989) 46–53

Tryba, M. et al.: Kardiovaskuläre Reaktionen und Histaminfreisetzung nach Atracurium – Ein Problem der Dosis? Anaesthesist 37 (1988) 483–488

Vandenbrom, R. et al.: Pharmacokinetics and neuromuscular blocking effects of atracurium besylate and two of its metabolites in patients with normal and impaired renal function. Clin. Pharmacokinet. 19 (1990) 230–240

Venn, P. J. H., A. B. Loach, P. D. Collins: Effect of speed of injection on the dose required to induce anaesthesia with propofol. Brit. J. Anaesth. 65 (1990) 287 P

Veroli, P., B. OKelly, F. Bertrand, J. H. Trouvin, R. Farinotti, C. Ecoffey: Extrahepatic metabolism of propofol in man during the anhepatic phase of orthotopic liver transplantation. Brit. J. Anaesth. 68 (1992) 183–186

Von Goesseln, H. H., D. Suhr, M. Samii, H. D. Schenk: Total intravenous anaesthesia with propofol versus midazolam/N_2O for posterior fossa neurosurgical procedures in the semi-sitting position. In Prys-Roberts, C. (ed.): Focus on infusion: Intravenous anaesthesia. Current Medical Literature, London 1991 (p. 172–174)

Vourch, G., J. De Castro, P. Gauthier-Lafaye, J. F. Guidicelli, P. Viars: Les analgésiques et la douleur. Influences pharmacologiques diverses exercées sur morphiniques. Masson, Paris 1971 (p. 185–194)

Vuyk, J., P. J. Hennis, A. G. L. Burm, J. W. H. De Voogt, J. Spierdijk: Comparison of midazolam and propofol in combination with alfentanil for total intravenous anaesthesia. Europ. J. Anaesthesiol. 8 (1991) 325–326

Walin, R. F., B. M. Regan, M. D. Napoli, A. J. Stern: Sevoflurane: A new inhalational anesthetic agent. Anesth. et Analg. 54 (1975) 758–765.

Ward, S., E. Neill: Pharmacokinetics of atracurium in acute hepatic failure (with acute renal failure) Brit. J. Anaesthes. 55 (1983) 1169–1172

Ward, S., B. Weatherley: Pharmacokinetics of atracurium and its metabolites. Brit. J. Anaesthes. 58 Suppl. 1 (1986) 6–10

White, M., G. N. C. Kenny: Intravenous propofol anaesthesia using a computerised infusion system. Anaesthesia 45 (1990) 204–209

Wilson, E., A. David, N. Mackenzie, I. S. Grant: Sedation during spinal anaesthesia: comparison of propofol and midazolam. Brit. J. Anaesth. 64 (1990) 48–52

Young, P. N.: Hallucinations after propofol. Anaesthesia 43 2 (1988) 170

Zwart, C.: Postoperative sedation with propofol after major abdominal surgery. J. Drug. Dev. 2 (1989) 81–82

Zwass, M. S., D. M. Fisher, L. G. Welborn, C. J. Coté, P. J. Davis, M. Dinner, R. S. Hannallah, L. M. P. Liu, J. Sarner, W. A. McGill, J. K. Alifimoff, P. B. Embree, D. R. Cook: Induction and maintenance characteristics of anesthesia with desflurane and nitrous oxide in infants and children. Anesthesiology 77 (1992) 373–378

Sachverzeichnis

Alfentanil 32f, 51, 63
- Dosierung 33
- Eiweißbindung 33
- Eliminationshalbwertszeit 33
- Indikation 33
- Klinik 32
- Metabolismus 33
- Nebenwirkung 33
- On-top-Gabe 33
- Potenz, analgetische 32
- Rezeptorbindung 33
- Verteilungsvolumen 33
- Wirkdauer 33

Anästhesie, balancierte 6

Analgetika, potente, vom Opioidtyp 26, 57f
- Affinität 27
- Agonist, partieller 28
- Aktivität, intrinsische 27
- Alfentanil 32f, 51, 63
- Analgesie 28
- Asthmaanfall 31
- Atemdepression 28f
- Breite, therapeutische 27
- Erbrechen 29
- Fentanyl 31f
- Histaminfreisetzung 30
- Hypovolämie, relative 31
- Index, therapeutischer 27
- Miose 28
- Myokardinfarkt 31
- Nervensystem, zentrales 28
- Nucleus dorsalis nervi vagi 30
- Ondansetron 35
- Opioidagonist 28
- Opioidantagonist 28
- Opioidrezeptor 27
- Parasympathikusdominanz 31
- Pharmakokinetik 31
- Sauerstoffverbrauch, myokardialer 30
- Sufentanil 33ff, 58f
- Struktur, chemische 31
- Sympathikusdominanz 31
- Übelkeit 29
- Wirkung 27, 29f
- – Pooling, venöses 30

Analgo-Sedierung, Intensivstation 57ff, 63
- Opioide 57f
- Patient 57
- Pharmaka 57
- Propofol 58ff
- Schmerz 57

- Schlaf-Wach-Rhythmus 57
- Sedierung 57

Atracurium 38ff
- Disposition, allergische 41
- Dosierung 41
- Esterspaltung 37f
- Histaminfreisetzung 37, 41
- Hofmann-Elimination 37f
- Infusion 41f
- Leberinsuffizienz 41
- Metabolite 38
- Niereninsuffizienz 41
- Osmolarität 41
- Pharmakologie, klinische 39
- Wirkung 39f

Barbiturate 7, 49
- Dosierung, Narkoseeinleitung 10
- Induktion, mikrosomaler Enzyme 9
- Kontraindikation 10
- Methohexital 8
- Nebenwirkung, unerwünschte 10
- Pharmakokinetik 9f
- Porphyrie, akute intermittierende 9
- Thiopental 8f
- Wirkung 8f

Benzodiazepine 7, 34, 58
- Antagonist, benzodiazepinspezifischer 58
- – Flumazenil 58
- Diazepam 56
- Midazolam 56, 58

Darminvagination, Kindesalter 63f

Desfluran 2
- Beurteilung, klinische 3
- MAC-Wert 3
- Nachteile 3
- Potenz, anästhetische 3
- Vorteile 3
- Wirkung 3

Doxacurium 46f
- Alter 47
- Anschlagzeit 46
- Benzylisochinolin 46
- Eliminationshalbwertszeit 46
- Leberinsuffizienz 46
- Metabolismus 46
- Nebenwirkung 46
- Niereninsuffizienz 46
- Potenz, neuromuskuläre 46
- Struktur, chemische 46

- Wirkdauer 46

Enfluran 2

Etomidat 11f, 49
- Dosierung, Narkoseeinleitung 12
- Nebenwirkung, unerwünschte 12
- Pharmakokinetik 12
- Wirkung 11

Fentanyl 31f
- Analgesie 31
- Ausscheidung 32
- Breite, therapeutische 31
- Eiweißbindung 32
- Elimination 32
- Eliminationshalbswertzeit 32
- Klinik 31
- Lipidlöslichkeit, hohe 32
- Metabolismus 32
- Organtoxizität 31
- α-Phase 32
- β-Phase 32
- π-Phase 32
- Verteilung 32
- Vigilanz 31

Halothan 1f
- Beurteilung, klinische 1
- Kinderanästhesie 1
- Wirkung 1

Hyperthermie, maligne 61f
- Anäthesie-Routine-Monitoring 61
- Biopsie, Musculus quadriceps femoris 62
- Dantrolen 62
- Halothan-Koffein-Kontraktionstest 62
- Human stress syndrome 61f
- Indikation, absolute 62
- Kasuistik 61f
- Multi-Membran-Defekt 61
- Myopathie 61
- Narkose-Komplikations-Ausweis 62
- Propofol 62
- MH-Syndrom, akutes 61
- Triggersubstanz 61

Isofluran 2
- Beurteilung, klinische 2
- Wirkung 2

Ketamin 24ff
- Dosierung 26
- Drüsensekretion 25
- Kontraindikation 26
- Metabolismus 25
- Pharmakokinetik 25

Ketamin
– Schock 26
– Struktur, chemische 24
– Verbrennung 26
– Wirkung 24f
Lachgas 4f
– Analgesie, Supplementierung 4
– Diffusion 4f
– Effekt, toxischer 4
– Wirkung 4
Mivacurium 45
– Alter 45
– Dosierung 45
– Kinder 45
– Leberinsuffizienz 45
– Metabolismus 45
– Nebenwirkung 45
– Niereninsuffizienz 45
– Struktur, chemische 45
Muskelrelaxanzien, nicht-depolarisierende 36f
– Alter 38
– Atracurium 38–43
– Doxacurium 46f
– Esterspaltung 37f
– Hemmung, kompetitive 36
– Hofmann-Elimination 37f
– Inhalationsanästhetika 38
– Kumulationsratio 38
– Mivacurium 45
– Nichtdepolarisationsblock 36
– Niereninsuffizienz 37
– Pancuronium 43f
– Rocuronium 45f
– Vecuronium 43
– Wirkung, kardio-vaskuläre 37
– – pharmakologische 36f, 41
– Zusammenfassung 47
Neuroleptanästhesie 5f
Pancuronium 43f
– Ammoniumsteroid, biquaternäres 43
– Crush-Intubation 44
– Dosierung 44
– Kontraindikation 44
– Metabolismus 44
– Nebenwirkung 44
– Plasma-Eliminationshalbwertszeit 44
– Wirkung 43f
Propofol 12ff, 50f, 54f, 56f, 58ff, 62, 63f
– Aufrechterhaltung, Narkose 16
– – Infusionssystem, computergesteuertes 17
– – Lachgaswirkung, Einfluß, Dosierung 17
– – Narkosetiefe, Steuerung 18
– – „Step-down"-Infusionsregime 17
– Aufwachphase 18, 50
– – Choice Reaction Time (CRT) 19

– – Critical Flicker Fusion Test (CFFT) 19
– – Einleitung mit Bolus, nach 18
– – – und Aufrechterhaltung, nach 19
– – Vergleich, Isofluran 20, 22
– – –, Midazolam 19f
– – Qualität 20
– Bolusgabe, nach
– – Clearance 13
– – Metabolismus 13
– – Proteinbindung 13
– – Verteilung 13
– Effekt, antiemetischer 20
– Hämodynamik 20–23
– Infusion 14
– Narkoseeinleitung 15f
– Nebenwirkung 23f
– Pharmakodynamik 14
– Pharmakokinetik 13
– Struktur, chemische 13
– Wirkung, antioxidative 64
Rocuronium 45f
– Alter 46
– Anschlagzeit 46
– Eliminationshalbwertszeit 45
– Leberinsuffizienz 46
– Metabolismus 45
– Nebenwirkung 46
– Niereninsuffizienz 46
– Struktur, chemische 45
– Wirkdauer 46
Sedierung, intravenöse 55ff
– Analgesie 55
– Anästhetika, intravenöse 55ff
– Bewußtsein, Beibehaltung 55
– Diazepam 56
– Midazolam 56
– Propofol 56f
– Reflexe, protektive 55
– Regionalanästhesie 55
– Risiko, anästhesiologisches 57
– Ruhe, motorische 57
Sevofluran 3f
– MAC-Wert 3
– Wirkung 3f
Sufentanil 33ff, 58
– Breite, therapeutische 34
– Dosierung 35
– Eiweißbindung 35
– Eliminationshalbwertszeit 34
– Indikation, Anästhesie 35
– Lipidlöslichkeit 34
– Metabolismus 35
– Moleküle, nichtionisierte 34
– Nebenwirkungen 34
– Ondansetron 35
– Pharmakologie, klinische 34
– Toxizität 33
– Verteilungsvolumen 34

– Wirkung 34
– μ-Rezeptor 34
Tageschirurgie, ambulante 48, 51
– Alfentanil 51
– Nebenwirkungen 51
– Propofol 51
– Straßenfähigkeit 51
– Vigilanz 51
TIVA, Neurochirurgie 49f
– – Aufwachphase 50
– – Barbiturate 49
– – Etomidat 49
– – Halothannarkose 49
– – Ischämietoleranz, zerebrale 49
– – Neuroleptanästhesie 49
– – Propofol 50
– – Streßprotektion 49
– **Sonderformen 54ff**
– – Analgo-Sedierung, Intensivstation 57ff
– – Kombination, Propofol-Ketamin 54
– – Sedierung, intravenöse 55ff
Totale intravenöse Anästhesie 48ff
– – – Abdominalchirurgie 48
– – – Augenchirurgie 48
– – – High Frequency Jet Ventilation 48
– – – HNO-Chirurgie 48
– – – Neurochirurgie 48ff
– – – One lung anaesthesia 48
– – – Pharmaka, Synergismus 48
– – – Stickoxydul 48
– – – Tageschirurgie, ambulante 48, 51
– – – Thoraxchirurgie 48
Vecuronium 43
– Dosierung 43
– Elimination, biliäre 43
– Gallenwegserkrankung 43
– Histaminfreisetzung 43
– Wirkung 43